海上医事
——近代上海中医文化

总顾问　严世芸　段逸山
总编审　王　键
总主编　黄　瑛　梁尚华

编撰　章　原

医事广告

上海科学技术出版社

U0310989

**图书在版编目（CIP）数据**

医事广告 / 章原编撰. —上海：上海科学技术出
版社，2019.1
（海上医事：近代上海中医文化 / 黄瑛，梁尚华总
主编）
ISBN 978-7-5478-4209-6

Ⅰ.①医…　Ⅱ.①章…　Ⅲ.①中国医药学－医学史－
上海－近代　Ⅳ.①R-092

中国版本图书馆CIP数据核字（2018）第226154号

项目资助

1. 本丛书由上海文化发展基金会图书出版专项基金资助出版

2. 上海高校一流学科建设项目（科学技术史）资助

3. 上海自然而然中医药发展基金会资助项目

**海上医事——近代上海中医文化·医事广告**

章　原　编撰

上海世纪出版（集团）有限公司
上海科学技术出版社　出版、发行
（上海钦州南路71号　邮政编码200235　www.sstp.cn）
苏州望电印刷有限公司印刷
开本 787×1092　1/16　印张 13
字数 140千字
2019年1月第1版　2019年1月第1次印刷
ISBN 978-7-5478-4209-6/R·1727
定价：48.00元

# 内容提要

　　本书从医事广告的角度入手，对上海自开埠到 1949 年中华人民共和国成立近百年间医药行业中与广告相关的内容，在进行纵向梳理的基础上，进行了分门别类的介绍：既有五花八门的各种医药广告载体，也有形形色色的医药广告内容；既有海上名医的广告趣闻，也有中药老字号的广告生意经；既有国货运动中的医药广告，更少不了医药广告领域的风云人物的传奇事迹……阅览本书，有助于从一个新的视角去认识和了解上海近代医疗文化的丰富和多姿。

　　本书适合对近代医疗文化和广告文化有兴趣的读者阅读，也可供从事医疗文化、广告文化研究的专业人员参考。

海　上　医　事
——
近代上海中医文化

丛书编委会

## 对历史之温情与敬意

　　秋天的景意并未完全消尽，立冬踩着厚厚的落叶，披着清澈高远的蓝天，伴着纷乱的微寒粉墨登场，进入了一个万物收藏、育阴涵阳、为春季的勃发做储备的阶段。这几天，我或在灯光下，或在高铁行程中，用心地阅读着"海上医事———近代上海中医文化"的书稿，回顾历史，联系当下，放眼未来，不由地引发了许多文化方面的思考。

　　中医文化，源远流长。究其滥觞，可追溯至上古三皇时代。《尚书》曰："伏羲、神农、黄帝之书，谓之《三坟》，言大道也。"伏羲制九针、神农尝百草、黄帝传医道，不仅是中医文化之源，也是中华文明之源。

　　《唐律名例疏议释义》曰："中华者，中国也。亲被王教，自属中国，衣冠威仪，习俗孝悌，居身礼义，故谓之中国。"言中华文明者，必言中华文化也。自中华大地诞生第一件陶器伊始，中华文化便与中华文明一起孕育、成熟、演绎、绵延。古代人民创造了光辉灿烂的文化，文化哺育滋养了博大精深的中医药学，中医药学又以其独特的文化，熏陶和涵育着一代又一代的华夏人民。

　　大约6 000年前，古代先民便已在上海西部腹地崧泽一带耕种生息，发崧泽文化之端绪，启海上文明之曙光。战国时期，领土不断兼并，人口频繁迁徙，吴越文化与楚文化、中原文化相继融合，奠定海派文化之根基。深受崧泽、吴越文化之浸润的海派中医，肇始于唐代，兴起于宋元，鼎盛于明清。晚清开埠，百川汇流，一时群星璀璨、欣欣向荣。民国期间，欧风东渐，大医先贤们，一方面弘扬国粹，容纳新知，积极探索中医发展之路；另一方面，在传统医学危机存亡之际，勇于挺身而出，坚决捍卫中医地位与尊严。中华人民共和国成立后，党和国家对中医药事业极为重视，海派中医迎来了久违的春天，重新焕发出勃勃生机。在社会主义新时代，中医药学作为中国传统文化的精髓，又承载着复兴中国传统文化的历史使命。习近平总书记提出："中医药学凝聚着深邃的哲学智慧和中华民族几千年的健康养生理念及其实践经验，是中国古代科学的瑰宝，也是打开中华文明宝库的钥匙。"在这种背景下，"海上医事——近代上海中医文化"系列丛书的出版，极具现实意义，可谓适逢其时。

"海上医事——近代上海中医文化"丛书由梁尚华和黄瑛领衔编写，上海中医药大学科技人文研究院多位专家参与，是集体研究成果的结晶。该丛书内涵丰富，从不同角度考察了近代上海中医药文化的表现形式，极具文化、学术和史学价值。约略言之，其主要内容如下。

## 一、《医政医事》——斟民国之医政，酌当今之得失

《医政医事》辑录了民国时期上海实施或颁布的与中医相关的法律、法规，以及公布后所产生的社会反响和相关重大事件。

《旧唐书·魏徵传》说："夫以铜为镜，可以正衣冠；以史为镜，可以知兴替；以人为镜，可以明得失。"以民国之医政为镜，可知兴替而明得失。现代医政制度肇始于民国时期，然而当时社会动荡、战乱频仍，医之政令频繁变动、朝令夕改，从最初之"漏列否定"，到后期之"自治管理"，均未能给中医教育一个合理地位，导致在上海创办的多所中医学校在纷乱的政令中风雨飘摇、

举步维艰。此外，当时的医政制度基本仿照西方，罔顾中国实际，导致水土不服、文化冲突。从这些特色政令与事件中，既可看出当时国民政府对传统医学的冷漠与摧残，亦可看到中医前辈为维护中医地位与尊严而做出的不懈努力与不屈抗争。

## 二、《讲稿选萃》——研名师之讲义，究岐轩之奥赜

《讲稿选萃》辑录了民国时期上海中医教育名家丁甘仁、包识生、恽铁樵、程门雪、章巨膺、秦伯未、承澹盦、钱今阳、许半龙的各科讲义，按医经、诊断、临床各科排序，还节录其中能反映名家教育思想和临床特色的内容，并配以教材图片。

"讲义"一词，原指讲经说义，后亦指讲经说义之稿。唐代羊士谔在《郡斋读经》一诗中谈其读经心得，道："息阴惭蔽芾，讲义得醍醐。"先贤论道，知无不言、言无不尽。丁甘仁等前辈之讲义，乃其毕生心血所凝聚，岐轩之奥赜、仲景之义理，无不蕴涵其中。如能细心研读、悉心揣摩，必能登堂窥奥，如醍醐灌顶、豁然开朗，如春雨润物、沁人心扉。

## 三、《名医传芳》——述名医之生平，传杏林之芳馨

近代上海，名医荟萃、学术交融。他们创社团、建医院、办学校、印报刊、编书籍，留下许多佳话，在近代中医史上描绘出浓墨重彩的华章。

《尚书·君陈》曰："至治馨香，感于神明。黍稷非馨，明德惟馨。"近代中医先贤们不仅医术精湛，而且品德高尚。追忆先贤往事、缅怀其鸿轩凤翥之风，可以更加全面、深入地感悟为医之道。本书收集、整理了丁甘仁、王仲奇、张骧云、朱南山、蔡小香、恽铁樵、严苍山、章次公、顾筱岩、程门雪、秦伯未、陆瘦燕等五十余位近代上海中医名家的生平事迹、医事活动、医学成就，并简要介绍其学术特色，使读者既可了解医家其人其事，亦可略晓近代上海中医的发展历程。

### 四、《名家方案》——读名家之医案，钩治病之良方

近代著名思想家章太炎先生曾说："中医之成绩，医案最著。欲求前人之经验心得，医案最有线索可寻，循此钻研，事半功倍。"清代医家周学海亦云："宋以后医书，唯医案最好看，不似注释古书之多穿凿也。每部医案中，必有一生最得力处，潜心研究，最能汲取众家之所长。"医案是前辈医家治疗经验的如实记录，亦是其一生行医最得力之处，用药之道，治病良方，靡不具备。如能悉心挖掘，钩沉索隐，必然大有裨益。

《名家方案》辑录了晚清至民国期间上海中医名家的医案著作，选录何鸿舫、陈莲舫、汪莲石、丁甘仁、曹颖甫、朱南山、陈筱宝、张山雷、恽铁樵、曹惕寅、王仲奇、陈无咎、祝味菊等名家医案，并从医者、疾病、患者等角度进行简单评述，使读者从这些医案著作具体鲜活的临床诊治个案中，了解近代中医医家的医学观点、医疗方法，近代的常见病、多发病，以及医学实践中的人文情怀。

### 五、《医事广告》——搜医事之广告，揽医林之胜景

"广告"一词，顾名思义，广而告之也。中国的广告文化，渊源流长。灯笼、酒旗、对联、匾额，皆为广告的雏形。唐代杜牧有诗云，"千里莺啼绿映红，水村山郭酒旗风"，即是对酒肆广告的一种描述。

医事广告，古已有之，而且数量颇为可观。时至近代，伴随着报刊等新型广告载体的涌现，现代意义上的广告才真正出现。近代上海医药广告，林林种种，蔚为可观，无疑是一道亮丽的文化风景线。

本书对晚清开埠至中华人民共和国成立近百年间的医药广告，进行纵向梳理、分类编撰。其中既有五花八门的各种医药广告载体，也有形形色色的医药广告内容；既有海上名医的广告趣闻，

也有中药老字号的广告生意经；既有国货运动中的医药广告，也有医药广告领域的传奇事迹。阅览此书，可以从一个新的视角去认识和了解上海近代医疗文化的丰富和多姿。

## 六、《医学交流》——记医学之交流，录海上之风云

晚清以降，世事变幻，风云激荡，西学东渐的思潮席卷中华大地，传统医学首当其冲。在异域文化的强势攻击面前，国人茫然无助者有之，颓丧失意者有之，屈膝投降者有之，然而更有高瞻远瞩之士，积极交流、多方沟通，探索中医发展之路。无论是西医的"强势闯入"，还是中医的"自信走出"，都离不开上海这一政治、文化、经济、医学等诸多方面的荟萃之地。

《医学交流》辑录了1840～1949年间上海医学的对外交流情况，由展会、书籍、技术、药物、疾病、教育、人物、机构等内容组成，涵盖了沪上药物贸易、医药交流展览、医技传播、医界医事、医校医院、各类译本等诸多方面的基本情况，使读者可以领略近代上海医学交流的风云画卷。

## 七、《医林闻趣》——载医林之轶事，瞻先贤之雅趣

《医林闻趣》将近代上海中医药领域的一些著名医家的临诊特色、日常生活、社会活动、人际交往、雅趣嗜好等方面的趣闻轶事，编撰成可读性较强的叙事性故事，以重现当时海派中医鲜活的医人事迹。全书分为"医人趣闻""医事闻趣""药事闻趣""名人与中医轶事"四部分，就像多棱镜一样折射出这一时期上海滩各路医家多姿多彩的临床特色和包容扬弃的医学文化氛围。

## 八、《药肆文化》——鉴药肆之文化，观国药之浮沉

《药肆文化》主要介绍了近代上海国药业的情况。上海自开埠以后，国药业进入了繁荣时期，著名的"四大户""八大家""四大参号"及粹华、佛慈等药厂纷纷建立，上海国药业亦组成了国药业同业会及国药业职工会等组织，参与了近代上海的救国运动。

本书通过对药肆文化的记述，向读者介绍了近代上海国药业许多不为人知的一面，以此纪念那个风云动荡的年代，国药业与之沉浮的动人故事。

### 九、《医刊辑录》——溯期刊之往昔，忆国医之峥嵘

寻访老期刊，是一次别开生面的揽胜之旅。然而，回顾中医药的老期刊，更多的是一趟文化苦旅。翻开这些泛黄的册页，满目触及的是战斗的檄文、激烈的辩述，还有深刻的反省。历史上的中医药从未如此窘困，也从未如此澎湃。

本书收集 1840～1949 年上海行政区划内出版和发行的中医药期刊 10 余种，从中发掘有意义的文章、期刊背后的故事、创办的前因后果等，并简单介绍期刊的开办时间、发行周期、板块设置、创办者和出版者、期刊特点、重要文章等。内容取材广泛，围绕期刊讲故事，以求展现近代中医药老期刊的精神风貌。

### 十、《医家遗墨》——品大师之遗墨，赏儒医之风骨

古人云，闻弦歌而知雅意，而赏医家之翰墨，更能领略其儒者之风范，高雅之情操，恬澹之心境。

海上中医大师们不仅医术精湛，而且多擅长笔墨丹青。例如，寓居上海的一代名医王仲奇先生，不仅以新安王氏内科的高明医术饮誉海内外，而且学问造诣深厚，医案文采飞扬，常引经据典，且工于书法，故深得著名画家黄宾虹赏识，黄氏曾称赞其处方："笔墨精良，本身就是书法艺术品。"又如，海派名医程门雪多才多艺，有诗、书、画"三绝"之誉。国画大师王个簃称其"不以诗名，而境界高雅，时手鲜有其匹"。

《医家遗墨》介绍近现代上海中医名家的著书手稿、处方药笺、题署序跋、诗画文墨等，图文并茂，并联系社会文化背景，稍加释读，使读者感受当时医家的笔墨文化。

# 结语

传统是从过去传延到今天的事物。凡是被人类赋予价值和意义的事物，传延三代以上的都是传统。传统的功能是保持文化的连续性，为社会带来秩序与意义。传统是人类智慧在历史长河中的积淀，是世代相传的行为方式，是规范社会行为、具有道德感召力的文化力量。而传统的特色又往往是其生命力之所在。纵览全书，"海上医事——近代上海中医文化"有以下特色。

**文化立意，钩深致远。**一个民族的复兴或崛起，常常以民族文化的复兴和民族精神的崛起为先导。中医药学作为中国传统文化的精髓，同时承载着复兴中国传统文化的历史使命。"国医大师"裘沛然曾说："医学是小道，文化是大道，大道通，小道亦通。"故本系列丛书以文化立意，从文化角度来探讨海派中医，可谓探赜索隐，钩深致远。

**包罗万象，无所不涵。**本系列丛书涵盖了海派中医文化的方方面面，如医政、讲稿、医案、广告、期刊、书画等，林林总总，不一而足，似万花筒般包罗万象、无所不涵，又如多棱镜般折射出五彩缤纷、绚烂夺目的文化百态。书中既有钩深极奥、严谨务实的讲义、医案等，又有通俗易懂、生动活泼的趣闻、轶事，故适合各类人群阅读。

**以史为镜，酌古斟今。**本系列丛书不仅从文化角度横向探讨海派中医的各个方面，而且从史学角度纵向梳理海派中医的发展脉络，使医学研究更加全面严谨，愈发血肉丰满。《战国策》说："前事之不忘，后事之师。"传统医学的发展，如同"泛泛杨舟，载浮载沉"，并非一帆风顺。民国时期，"瑰宝蒙尘"，海派先贤们一方面竞尚新学，冀图振兴，一方面涵泳古今，铁肩卫道；而"浮薄幸进之流，则视吾国固有文化如敝屣，毋问精粗，罔辨真伪，唯恐扫除之不力，甚至有倡言废除汉文者，直欲从根本上消灭中华文化，更何惜于民族医学。"（裘沛然语）反观今日，仍有浅鄙之流诋毁中医，抛出"废医验药"之谬论。故以史为镜，酌古斟今，重温那段历史，对我们当今如何发展中医，仍具现实意义。

陈寅恪先生曾说："华夏民族之文化，历数千载之演进，造极于赵宋之世。后渐衰微，终必复振。譬诸冬季之树木，虽已凋落，而本根未死，阳春气暖，萌芽日长，及至盛夏，枝叶扶疏，亭亭如车盖，又可庇荫百十人矣。"北宋王安石有诗云："岁老根弥壮，阳骄叶更阴。"历经五千年风雨沧桑的中医必将伴随着中华民族和中华传统文化的全面复兴而重新焕发绚丽光彩。大风泱泱，大潮滂滂，海派中医，以其"海纳百川、有容乃大"的气魄，亦必将站在时代潮流的浪尖尽展英姿，再领风骚。钱穆先生曾说："任何一国之国民，尤其是自称知识在水平线以上之国民，对其本国已往历史应该略有所知。所谓对其本国已往历史略有所知者，尤必附随一种对其本国已往历史之温情与敬意。"值兹"海上医事——近代上海中医文化"即将付梓之际，乃握管濡毫，书是序以弁简端。

王　键

戊戌年立冬时节于少默轩

医疗卫生是与民生息息相关的事业，其发展不仅有赖于社会经济、文化的水平，更可映射出这一时期的社会文明程度，而传统中医更是与中国社会及人文精神密切相关。

上海自开埠以来，迅速成为近代中国的商业、工业、金融中心。在经济、文化繁荣兴旺的同时，也带来了医疗卫生事业的昌盛。这一时期的上海，吸引了周边乃至全国各地的中医名家长期驻足，成为中医药文化发展和传播的重要地区。但近代西风东渐的社会环境下，中医始终面临着生存危机，在得不到国家政策、财力等支持的情况下，上海中医界在积极抗争救亡的同时，吸取西方医学的科学思想，通过兴办中医学校、创办中医社团、发行医学报刊、编写学校教材来培养中医人才，并借鉴西方医学先进的科学理念，积极开办医院、建造药厂、创办中医书局来促进当时的中医药事业发展。因此，尽管近代中医药发展在政策上受到了压制，但是在当时的上海地区，中医药事业发展还是呈现出了百家争鸣、百花齐放的繁荣局面，成为近代中医药学术发展的中心。

近代的上海，由于地域、经济、人才等方面的优势，始终引领着中医药学术和文化发展方向，而上海中医界善于兼容并蓄，具有勇于扬弃、开拓创新的汇通新思想，逐渐形成了具有多元文化背景、海纳百川的海上中医现象，即后人所称的"海派中医"。

"海上医事——近代上海中医文化"丛书通过对近代，特别是民国时期上海医政医事、医家传略、名家医案、医家传薪讲稿、民国医刊、医家遗墨、医林闻趣、药肆与药厂等方面的重温和描述，试图从多个角度向读者展示近代上海中医药学术和文化特色，使读者在阅读后既能了解近代上海中医药发展的历史，又能领略多姿多彩的海派中医文化现象。

本套丛书分为十册，分别为：《医政医事》《名医传芳》《名家方案》《讲稿选萃》《医刊辑录》《医家遗墨》《医林闻趣》《药肆文化》《医事广告》《医学交流》。每册书中适当配以图像资料，以增加内容阅读的生动性和有趣性，使阅读群体不仅仅局限于中医专业人士，更有广泛的受众。

丛书编撰过程中，在收集具有代表性的近代中医政策、中医事件、中医代表人物生平事迹时，尽量将一些目前正在研究但尚未报道或报道较少、鲜为人知的中医人、中医事及医家遗作遗墨等收录丛书，以充分展示近代上海中医药发展的历史脉络及中医药人文特色。

编　者

2018 年 4 月

自 20 世纪末以来，从社会文化史、医疗文化史、生命史学等新的视角对传统的医学史进行审视和剖析逐渐成为一种风尚，使得医学史的研究不断血肉丰满，更加引人入胜。其中围绕医事广告的探究近些年来日益增多，无疑是一道相当亮丽的文化风景线。

所谓医事广告，主要是指以医药内容为主题的广告。作为广告的重要组成部分，我国的医药广告现象古已有之，而且数量颇多。但只有到了近代，伴随着报刊等新型广告载体的涌现，现代意义上的广告才真正出现，并迅速进入高速发展阶段。

近代的上海是东西文化交融的前沿阵地，既见证了百年来中西医学的"碰撞"，更是海派医学诞生的所在地。近代上海医药市场相当广阔，不论是中外医生或者药商，都不可避免地会与广告打交道，通过医药广告来推介自己的医术或者药品。与此同时，上海也是近代报刊最发达的城市，涌现了《申报》《新闻报》等具有全国影响力的广告载体。此外，各种在西方世界出现的新型广告形式，如无线电广告、电影广告、霓虹灯广告等，很快便会出现在上海街头。因此，上海也见证了近代广告业的兴起与高速发展历史，可以说是中国近代广告业的大本营。由此，近代上海的医药广告不仅数量众多，而且形式多样，始终是整个广告分类中最重要的分类内容之一。观察这些医事广告，对于更好地了解当时的医药行业生存状况、体味近代的医疗文化，具有独特的价值。

为了更好地反映近代上海医事广告的丰富与多彩，本书在结构安排上主要分为十个部分：第一部分主要是从纵向的角度对近代上海医药广告的发展轨迹进行了勾勒；第二部分主要从广告的载体角度，介绍了近代上海医药广告的各种形式，既有传统的幌子、招牌等，也有新型的无线电、报刊等；第三部分从广告主题出发，对医家广告、药物广告、医学教育广告等主要的医药内容进行了介绍；第四部分对上海地区四家中药老字号——蔡同德、雷允上、童涵春、胡庆余的广告经验进行总结；第五部分则撷取部分海上名医如丁甘仁、陈存仁、丁福保等的广告趣事进行介绍；第六部分介绍了部分近代名人如蔡廷锴、孙中山、梅兰芳等在上海所发生的种种广告轶事；第七部分围绕着黄楚九与胡文虎两位近代医药广告领域的高手，介绍他们经典的医药广告策划手法；第八部分选取了近代医药广告中数量众多的戒烟广告与滋补广告，探讨此类广告经久不衰的原因；第九部分从国货运动入手，分析医药广告与爱国情怀的关系；最后，第十部分从医药广告中的种种乱象入手，归纳了乱象产生的原因，以及当时政府、行业等所采取的种种规范化手段。由于医事广告内容极为繁杂，牵涉面很广，上述内容不可能面面俱到，但希望通过这样提纲挈领的介绍，读者可以对近代上海地区医药广告的概况有一个较为明晰的了解。

本书在编写过程中得到了上海中医药大学科技人文研究院和上海中医药大学中医文献研究所的支持。此外，黄瑛老师提出了诸多宝贵的意见，特此致谢。

尽管进行了种种努力，但由于编者学识所限，书中必定会有很多的不足之处，敬请广大读者不吝指正。

章　原

2018 年 8 月

# 目录

# 近代上海广告发展小史

广告，在现代社会中可谓触目皆是，特别是在上海这样的大都市中，早已成为人们生活中不可或缺而又司空见惯的组成部分。但细细想来，现代意义上的广告出现在中国人视野中的时间其实并不长，自19世纪中叶之后，广告是伴随着西方文明的强行输入方才发展起来的。

众所周知，现代广告是资本主义商业高度发展的产物，越是商业繁荣发达的地区，越能提供丰厚的商业需求的土壤，广告的发展也随之更加迅速。1840年鸦片战争之后，中国逐步沦为半殖民地半封建社会，西方列强对中国大肆输出商品和资本，使中国成为资本主义世界的商品市场和原料产地。由于存在巨大的商业需求，工商业发达的城市也自然而然成为了广告高度繁盛的地区。尤其是近代的上海，在全国经济中长期处于中心地位，是远东最为繁荣的港口和经济、金融中心，被视为是远东乃至亚洲第一国际化大都市，有"东方巴黎"之称。十里洋场的高度繁荣为广告的发展提供了绝佳的环境，上海不但是近代中国广告的发源地，而且也成为广告最为发达的城市。

医药行业是近代工商业的重要组成部分，由于市场巨大，利润丰厚，成为列强虎视眈眈的"肥肉"，在近代得到了长足的发展。而在医药行业的发展过程中，广告无疑扮演了至关重要的角色，由此医药广告也在近代得到了飞速的发展。从数量上来看，医药类广告始终是数量最多的广告类别之一，在广告行业的发展中占有独特而重要的地位。因此，从广告史的历史长河来看，医药广告是近代广告中重要的组成部分，其在上海的发展轨迹与近代广告业的整体发展曲线完全一致，同样经历了近代的风云变幻、起起伏伏。

# 一、舶来的"广告"

## （19世纪初至19世纪70年代）

"广告"一词虽然系舶来品，在近代才出现，但是作为一种现象，广告在中国古代早已存在，只是叫法不同，较多地被称为"告白"。广告现象的起源非常早，有学者考证早在商周时期就已经出现了广告的萌芽。更多的人则将《诗经·卫风·氓》中"氓之蚩蚩，抱布贸丝"的描述当作某种早期广告行为的反映。历代也有许多形形色色的广告活动的记载，从原始的实物陈列、口头吆喝，到幌子、招牌广告等，相关的内容丰富多彩。

但现代意义上的广告则是以19世纪近代报刊上广告的出现作为最显著的标志。早期中文报刊多由外国人主办，如第一个中文近代报刊是英国传教士马礼逊于1815年8月5日在马六甲创办的《察世俗每月统计传》，其主旨是宣传教义，但也有一些宣传伦理道德、世界各国概括等内容的介绍。1828年，澳门出现一份中英文对照的刊物《依经杂说》，这是在中国境内出版的第一份中文近代刊物。1833年传教士在广州出版的《东西洋考每月统计传》才开始出现了广告的身影，这也是在中国内地出版的第一份中文近代刊物，上面刊登有"行情物价表"之类的商业信息和商业广告，其中包括了丁香、燕窝等可以入药的商品。这也是我国境内中文报刊刊登广告的开始。由外国人（主要是传教士）创办，面向社会公开发行的近代化报刊，在鸦片战争前主要有六七种。鸦片战争后，外国人获得了在中国任意办报的权利，报刊数量迅速增加。据统计，从19世纪40年代到90年代，先后在中国开办了170多种中外文报刊，约占同期报刊总数的95%，几乎垄断了中国的报业。

上海自1843年11月开埠之后，中外贸易中心逐渐从广州移到上海。外国商品和外资纷纷通入，开设行栈，设立码头，划定租界，开办银行……随之上海地区的报业也迅速发展。1850年8月3日，上海第一份近代报刊《北华捷报》创刊。1864年，著名的英文报纸《字林西报》创刊。至 19 世纪 60 年代以后，上海外报的发展已经超过了香港。这些报纸上的广告多是刊登船舶、商业信息等为主。由于用英文创办，其广告业务主要服务于外商，而华商当时还不懂利用报纸广告来推销产品。这一时期的报纸由于多为传教士所创办，上面的广告内容主要以刊登商业行情、船期等为主，目的是为了满足外国人在华迅速发展的商业需要。从 19 世纪中叶开始，香港、广州、上海、汉口等地陆续出现了中国人主办的报刊。1857 年，上海第一家中文近代期刊《六合丛谈》由英国传教士创刊。1861 年 11 月，英商在上海创办了《上海新报》，该报极为重视广告，四版中有多达三版皆是船期、行情等商业性广告。19 世纪 70 年代，上海出现了当时影响很大的报刊，如《万国公报》《申报》等。《万国公报》是近代颇具影响力的宗教刊物，前身是美国传教士林乐知于1868 年 9 月创办的《中国教会新报》，1874 年 9 月改为《万国公报》。虽然具有宗教性质，但其内容颇丰，既有教会相关事宜，也有教外的新闻，广告也是该刊的重要组成部分，刊登了许多各类商业信息和广告。曾多次在显要版面刊登汇丰银行、大英火轮船公司等外商的广告，其中也包括了华英大药房的广告。《申报》则是中国近代出版时间最久、影响最大的一份报纸，创刊于 1872 年 4 月 30 日，系由英人安纳斯托·美查创办。《申报》创办是以盈利为目的，所以特别注重广告经营，创刊号上便刊登了二十则广告。到出版的第二年，《申报》上广告的篇幅便已经接近一半的版面。商业性报刊极大地促进了中国近代报刊广告的发展。

大体而言，此时期的广告多以外商洋行为主，其中包括了不少医药广告。如《申报》创刊后，早期经常在其上刊登广告的药房有英商的老德记药房、屈臣氏大药房、大英医院药铺、德商的科发药房、日商的乐善堂，此外还有生生堂西药局、华美药局等。这些药房主要出售戒烟药、养血药、壮阳广嗣丸、咳喘药饼等，它们几乎完全控制了沪地的西药行业，仅有个别华商代销少量现成西药。为了吸引当时小本经营、市场地位还很弱小的华商做广告，《申报》还特别推出了洋贵华廉的特殊刊例。随着时间的推移，华商的广告数量开始逐渐地增多，在早期华商的广告中，以"药局"和"书局"的广告为多。

总体来看，在这一阶段，包括医药广告在内的现代广告还只是初兴，但已经呈现出势不可挡的发展趋势，借助于近代报刊的空前的影响力，广告正在日益走入千家万户。

# 二、快速发展
## （19世纪80年代至20世纪初）

从19世纪80年代到20世纪初，是广告发展的飞速发展阶段。特别是"辛亥革命"后的几年，国内出现了一个舆论界和工商界兴旺发达的阶段。这其中，既有外商疯狂向中国倾销货物所营造出的市场需求，还有一个重要的原因是华商的逐渐崛起。中国商人在发展民族工商业的同时，也意识到了广告在货物销售中所扮演的至关重要的角色。因此，对于广告的重视程度迅速增强。

随着人们广告意识的增强，以及商业的发展和媒体的繁荣，广告在近代中国越来越兴盛，并且出现了各种不同形式的新颖广告。作为近代广告最重要载体的报刊也大量涌现。短短几年间，报刊便从500多家发展到1 000多家。上海地区报刊业出现了《申报》《新闻报》双雄并立的局面，也出现了《东方杂志》等大型综合期刊，还出现了《点石斋画报》等画报。报刊的大力发展，为新式广告的发展提供了强有力的载体，借助于报刊的纷纷涌现，报刊广告得到了飞速发展。各报纷纷开始增加广告篇幅，创新广告形式，注重广告效果，特别是商业报纸更将报纸广告运用得娴熟无比。如《申报》广告的数量有时甚至达到60%，而创刊于1893年的《新闻报》的广告数量也是居高不下，广告的篇幅占整个版面的十之六七是常态，而广告费的收入，也将近每年百万元之多。

由于广告业的繁盛，一些大工商企业的内部已经有了广告部等专门负责广告事务的机构，如五洲药厂、信谊药厂、新亚药厂等。上海也已经出现了最早一批专门从事广告业务的广告经营机构和以广告媒介为职业的专业广告人，现代广告代理制度的萌芽逐渐形成。广告的形式也开始日趋丰富，广告的排版出现了很多新花样，如出现了头版广告、整版广告等，图文并茂已经日趋成为广告的常态，而且还出现了连环广告等翻新花样。总体上，不管是产品还是服务都提升很快。而从广告主的角度来看，虽然外商仍然占据了很大的比重，广告以洋货广告为主，但是随着华人逐渐涉足报业等现代广告媒体，国货广告也逐渐增多，已经有与洋人、洋货抗衡之势。广告内容和范围也大为扩大，举凡百货、医药、卷烟、电影、戏剧、银行、书籍等广告，以及个人启事之类均充斥版面。

这一时期，外商的广告数量仍然占据绝对优势，但是华商的广告数量在迅速增加，最重要的是国人已经意识到了广告在商业中的重要性，认识到洋货之所以能够充斥市场，重要的一个原因便是外商注重广告宣传的缘故，因此纷纷将其视为商战的"利器"而加以利用。这一时期还出现了一些颇具营销头脑的广告策划方案，比如虽然充满争议但风行一时的"燕窝糖精""艾罗补脑汁"等产品的"广告轰炸"，都在这一时期出现。

# 三、黄金时代
## （20世纪20年代至30年代）

20世纪20—30年代，是中国近代广告的黄金时期，也是近代中国广告发展环境最好的时期。特别是1927年至抗日战争全面爆发前夕，更被称为近代广告事业的"黄金十年"。

这一时期从国际环境来看，第一次世界大战之后，帝国主义无暇东顾，暂时放松了对中国的控制，给中国民族工商业提供了一次难得的发展机会。从国内而言，政治相对稳定，为经济的发展创造了便利条件。中国的民族工商业抓住时机，得到了迅速发展。他们对于广告的价值作用有了更为深刻的认识，也将更多的心思放在广告投放与广告创意上，出现了许多有创意的广告策划。

随着广告业新技术和新材料不断传入中国，报纸、杂志、路牌、霓虹灯、车辆、广播、电影等广告媒介逐渐普及，广告公司业务也更加专业化。而近代上海成为广告的重镇，出现了华商、联合、克劳、美灵登等知名的广告公司，截至抗战全面爆发前的 1935 年，上海登记在册的广告公司已经超过 100 家，其影响辐射至全亚洲地区。这一时期的广告题材更加广泛，传统与现代并存，广告的印刷技术不断提高，胶版印刷已经逐渐取代石版。许多专业的画家、作家等专业人员日益重视广告，不但推崇，而且许多亲自参与广告创作，丰富了广告文化。在广告观念上，更加强调图像的作用，同时也出现了许多广告文学佳作，大大提高了广告的整体水准。特别是广告领域的明星效应在此时期迅速发酵，许多电影明星纷纷为各种商品做宣传，成为此时期广告文化的一道亮丽风景。报纸是近代广告最主要的广告媒介，《申报》《新闻报》等著名的报纸每天都刊登大量广告，其中医药广告始终都是重要的广告类别。戈公振先生在《中国报学史》中曾以 1922 年《申报》上的各类广告为依据加以统计分析，医药广告在数量和面积上占广告总数的 34.9%，居于各类广告之首。除了报纸，期刊也成为广告重要媒介，如《东方杂志》《小说月报》等上面所刊登的广告，不但篇幅很大，而且印刷精美，图文并茂，也为杂志增彩不少。

20 世纪 20～30 年代，上海的广告业高度繁荣，迎来了自己的"黄金时代"。特别是在国货运动此起彼伏的感召下，民族工商业者大打爱国牌，"国货"广告深入人心。国人的爱国热情转化为购买国货的消费行为，具有重要的社会象征意义。同时，随着广告业的飞速发展，也不可避免地出现了虚假广告等乱象，相关的法规和章程也陆续出台，开始了对于广告规范性的尝试。

# 四、"非常"时期

### （20 世纪 30 年代末至 40 年代）

自 1937 年"七七"事变始，一直到整个 40 年代，中华大地备受磨难。先是日寇入侵，国人迎来了艰难的抗战。抗战胜利后，继之"内战"

爆发……这一时期战乱不断，工商业的发展受到了极大的摧残，政治、经济、文化环境的重大变革也折射到了广告领域，堪称是中国近代广告发展的"非常"时期。

这一时期最大的特点是出现了多种性质的广告媒体并存的局面。如抗战时期，有为国民党服务的官办的报刊、电台，有为日本侵略者充当喉舌的日伪报刊和电台，有共产党和边区政府创办的人民新闻事业，还有民族资产阶级和地方实力派的报业。各种政治力量都在利用广告媒介为自己的目标和利益服务。在市场决定广告业发展的情况下，虽然各地区的广告事业各有千秋，继续为工商业和社会服务，但也体现出为政治斗争服务的特点。

上海处于复杂的社会环境之中，经历了极为特殊的"孤岛"时期。从1937年11月上海沦陷，至1941年12月珍珠港事变日军侵入上海租界为止，租界四面都是日军侵占的沦陷区，仅租界内日军势力未到，而被英法等西方列强控制，这段时期被称为"孤岛时期"。"孤岛"为报刊提供了一个相对稳定的发展环境，推动了上海报刊业的发展。珍珠港事件爆发后，日本彻底占领了上海。这一时期的广告中，日货广告盛行，日商利用一切可能的手段为日本货物的推销鸣锣开道。在日伪统治时期，爱国之士为了宣扬爱国精神，通过一些户外广告，巧妙地体现爱国思想。如有商家制造了既可以做面粉又可以做牙粉的新式牙粉，取名"无敌"，暗示抗日"无敌"，并在商品包装纸上画上与"无敌"谐音的"蝴蝶"，利用张贴、墙报等方式广为宣传。同时，也有民族资产阶级企业家为抵制日货，在《申报》等民资报刊上刊登大量的民族抗战题材的广告，这些广告带有商业推销和爱国公益宣传的双重性质。抗战取得胜利之后，日本商品的广告在各种媒介上几乎绝迹，但美货则替代日货充斥了国内市场，上海市场当然也不例外。针对美货大量充斥市场的情况，民族资本家曾举起了国货大旗，不断发起"用国货最光荣"，旨在抵制外货、挽救民族工商业的宣传活动，通过报纸、期刊、路牌等各种形式发动广告攻势，取得了一定成效。

要之，上海地区近代广告的发展是一个由简到繁，由粗糙到精细的过程，特别是现代广告，更是经历了由无到有，由舶来品到本土化兴起的完整过程。从我国广告业的整体发展趋势来看，清代中期以前，自然经济体制下的市场，虽然也存在吆喝、招牌、幌子等形形色色广告形式，但均是经营者不规范和无规律的个人行为。到了晚清，随着近代报刊的涌现，方才出现了现代意义上的广告。作为近代广告的组成部分，医药广告也开始了近代化的转型。经过迅速的发展，至 20 世纪 20—30 年代，广告进入了黄金发展时期。在近代上海这样一个华洋杂处、一地各治的特殊时空中，广告扮演了多重性的角色，既是外来侵略者对上海进行文化侵略、经济侵略的工具，同时也是帮助民族工商业迅速崛起的利器。而身为消费者的广大市民，则在不知不觉中被广告所包围和影响，在潜移默化中改变着自身的消费观念乃至生活理念和行为。

# 传统与现代并存
## ——近代医药广告形式

提到上海，很多人会用"海派"来形容这座城市的特点，上海的文化也由此被称为"海派文化"。所谓海派文化，是在以吴越文化为代表的中国江南传统文化基础上，又吸纳消化了对上海影响深远的外国文化因素（主要是西方文明）所创立的富有自己独特个性的文化。海派文化既有江南文化的古典与雅致，又有国际大都市的现代与时尚，具有既包容开放又自成一体的特性。

确实，以海纳百川来形容近代的上海是再贴切不过了，今与古并存，中与西交融，正是近代上海城市文化的鲜明特点。而这一特点在当时上海的医药广告领域有着同样鲜明的体现：商家为塑造形象、推销产品，采用多种形式的广告方式，当时出现了林林总总的广告载体，让人目不暇接。户外广告、广播广告、平面广告……不仅是当今社会采用的多数广告方式在当时便已然存在，更奇妙的是在当时的上海滩上不乏这样的广告景观：这边是高楼大厦的霓虹灯，那边依旧是幌子飘扬、黑匾招牌；一边是无线电广播中的广告词，那一边是市井小贩的吆喝与叫卖……充分体现了传统与现代风俗文化并存的多元格局。

# 一、传统的"老广告"

在漫长的古代社会里，各种广告形式随着社会生活的发展而日趋多样，出现的种类也随之越来越多。单以医药广告为例，在古代就有很多种体现：如有些药铺常以鱼骨、海龙等中药材实物作为"市招"；也有的会将一个大葫芦挂在铺子门口，壶是古代盛药的葫芦，悬壶门口以表示与"医药"相关……其他的还有各种药幌子、药物商标、对联广告等，不一而足。到了近代以后，这些传统的医药广告样式即便是在上海这样的都市中仍然具有很强的生命力，继续以各种形式出现在人们的视野中，传统的吆喝叫卖、店招悬帜等广告形式依然很普遍。

## 1. 仿单

"仿单"是古代店铺用来介绍商品性质、用途、使用方法等的说明性纸张，通常附在商品的包装内。由于这一广告形式在药铺中运用得非常普遍，所以有时一提到仿单，往往会想到药铺。

药铺使用仿单，通常是在包药材的药包上覆盖一个印制的药品介绍纸张，上面介绍药品的性质、功效、用法等，通常还会有药铺的名称、地名等，有时也会配有一些图案、装饰纹等。仿单起源很早，目前可见最早的仿单实物是在苏州发现的北宋大中祥符年间（1008—1016）的熟药铺仿单实物。此仿单分三部分：上横印药铺堂号，右起为"起初朱□发熟药铺"八字；下右边印仿单，共九行一百六十字，其中 77 字残缺；左栏为启事，共三行五十二字，其中十二字残缺，最后还印有提醒顾客的文字："凡赎药饵，请细认逐处牌号收赎为佳。"可见，至迟在宋代，仿单的样式、体例等已经大体具备，后世基本上按照这个式样在延续。当然，随着印刷技术的发展，图案、设计等会逐渐变得更为精美和复杂。

一般来说，仿单多印有堂号、地址及精美的图案装饰，有的还在显著位置特别注明"只此一家，别无分号""百年老店，货真价实""真不二价，童叟无欺"等宣传自家店铺宗旨的词句，以明示顾客，告白民众。例如，创立于清代乾隆年间的上海松江余天成堂在民国年间所印制的猴枣散仿单，上面印有"松江余天成堂"的堂号，下列地址，以及电话、长途电话挂号等信息。仿单中间则是猴枣散的具体配方以及注意事项，上有药房盖章，并有"不二价""丸散膏丹，兑出概不退还"等提示。周边则装饰以各式传统的吉祥、人物图案，并有对联："修合虽无人见，存心自有天知"（图1）。

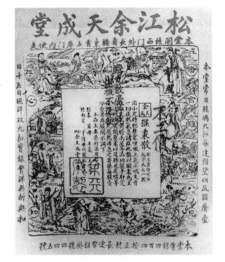

**图1　松江余天成堂民国时期仿单**

可见，虽然只是一张小小的仿单，但设计上也颇为精心，不但可以介绍相关药物的知识，还能通过仿单，将店铺的经营理念等传递给消费者。

## 2. 吆喝

吆喝即口头叫卖，属于广告中最早、也最有生命力的形式之一，即便到了今天也并未消失。近代上海有各种商贩，有的在固定场所出售商品，也有的肩挑商品，走街串巷，其吆喝方式也多是有腔有调，颇具地方特色。鲁迅先生在《弄堂生意古今谈》一文中曾记载："闸北一带弄堂内外叫卖零食的声音，假使当时记录了下来，从早到夜，恐怕总可以有二三十样……这些叫卖声实在是使我似的初到上海的乡下人，一听到就有垂涎欲滴之概。"

与医药相关的吆喝广告主要是卖药的小贩居多，比如卖蛇药、跌打损伤药、膏药等。当然这其中鱼龙混杂，既有某些确有效果的验方，但也不乏诸多的骗术伎俩。如某些江湖郎中所宣传出来的都是"祖传秘方"，甚至有号称是传自御医的药方；卖狗皮膏药的则通常会言明在先，要贴几个月才见效，但其行踪不定，几个月后他早就不见了踪影……这类广告各地皆有，并不稀奇（图2）。

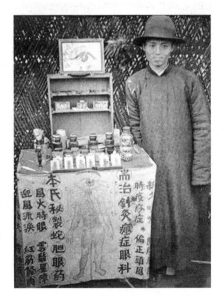

**图2　卖药小贩**

当时有一些颇具上海地域特色的吆喝，例如"挑牙虫"的吆喝。牙痛发炎在近代人的想象中认为是生了牙虫，只要将虫挑掉就可以治愈了。于是在上海滩有一些嘴里喊着"挑牙虫嗨"的"牙医"，这些"牙医"多是一些淮扬口音的中年妇女，拿着一包银针，在坏牙处挑出些牙垢，放在手心里，看上去像在蠕动，然后敷上些药粉。其实这些药粉多是从药房里买来的止痛片磨成的，但是这种简单的骗术居然也能骗过不少缺乏医药知识的老百姓（图3）。

又如卖梨膏糖的吆喝声。梨膏糖是上海地区著名的特色风味小吃，历史悠久。如早在清朝咸丰五年（1855年），上海老城隍庙就开设了一家专卖梨膏糖的"永生堂"，到了光绪三十年（1904年），老城隍庙北面又开了一家梨膏糖店"德生堂"，店主原是"永生堂"的学徒，后来自己开店，为不忘"永生堂"恩典，故取名"德生堂"，专研中医，改良梨膏糖的配方。梨膏糖种类颇多，有本帮（上海）、苏帮、杭帮、扬帮之分，其配方也不尽相同，但主要成分多以雪梨或白鸭梨和杏仁、川贝、半夏、茯苓等中草药作为原料，添加冰糖、橘红粉、香橼粉等熬制而成。有些高级的梨膏糖中除含有止咳化痰药料外，还会加入人参、鹿

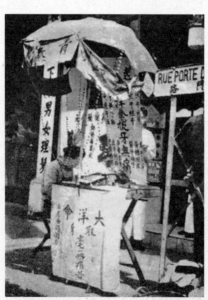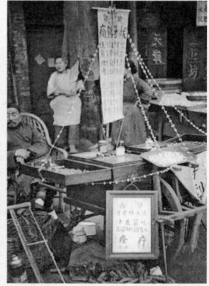

图3 老上海街边医摊

茸、肉桂、五味子、五加皮、灵芝等贵重补品。由于其口感甜如蜜、松而酥、不腻不黏、芳香适口，而且具有一定的药物疗效，主治咳嗽多痰和气管炎、哮喘等症，味甘易服，疗效显著，所以深受广大男女老少的喜爱。

卖梨膏糖是一门学问，有"文卖"和"武卖"之分，但都离不开吆喝，所以民间素有"七分卖唱，三分卖糖"的说法。

所谓文卖，行话称为"挫木"，是现做现卖。据说这是当时在老城隍庙"永生堂"梨膏糖店店主张银奎父子开创的卖糖方式。售卖时，店铺伙计在糖摊前摆个炉子，上面放只紫铜锅，左手拿一把竹爿，不断搅动铜锅里熬着的糖，使它不粘底，右手拿一条尺把长的扁铁锉，将药料锉成粉末，一堆堆存在旁边的小木盘中；待锅内的糖熬到一定程度，便将药粉倒入，搅拌成梨膏糖。有些文卖的店家还会边卖边唱，用扁铁锉，即锉药粉的工具，也是伴奏的乐器，左右各装上了5个铜圈，锉药时甩动铁锉，10个铜圈便碰撞出悦耳之声，正好给唱曲伴奏。唱的则是药名："一包冰雪调梨膏，二用药味重香料，三（山）楂麦芽能消食，四君子打小囝瘵，五和肉桂都用到，六用人参三七草，七星炉内生炭火，八卦炉中吊梨膏，九制玫瑰均成品，十全大补共煎熬。"

所谓"武卖"，则是身边放一副四脚架，上置一只小木箱，内装梨膏糖，箱盖上摆一块说书先生用的"醒木"；卖糖人又说又唱，说唱的多是时政新闻与小道消息，以此聚拢人气借机推销。这种梨膏糖的马路说唱广告形式发展到后来，居然成为了一门具有地方特色的艺术形式——"小热昏"。1905年，在上海城隍庙以卖梨膏糖为生的杜宝林把说唱朝报的形式运用到卖梨膏糖上，一改过去卖糖艺人那种单纯唱支小曲或说点小笑话的谋生方式，把说唱的内容由新闻朝报和生活趣事变为有简单故事情节、有人物性格和矛盾冲突的节目。因大多数节目都影射、表达了对于现实生活的不满之意，所以经常会招来官差驱赶。卖糖人为了逃避官府追究，所以把这种艺术形式取名为"小热昏"，意思是演员自己发昏说的胡话。表演形式逐渐定型为一人自敲小锣说唱，以唱为主，以说为辅。所以小热昏这种广泛流行于江浙沪一带的传统吴语曲艺谐谑形式，

又被称为"卖梨膏糖的",算得上是一种马路说唱艺术。如有一首名为《卖梨膏糖》的小热昏唱词为:

一枝冰雪吊梨膏,

二则要用桂圆熬。

山楂麦芽能消食,

四君子能把小虫消。

上用五香花露飘,

下有六味味道好。

七星灶里生炭火,

八卦炉中等梨膏。

九枝陈皮能开胃,

十味中药共煎熬。

煎是煎,熬是熬,

煎煎熬熬成此膏。

咳嗽伤风疗效好,

男女同胞快来买梨膏。

### 3. 响器

作为吆喝的辅助,能发出各种声音的响器,在长期的商业活动中,被百姓所熟知,人们送给它一个响亮的名字,统称为"报君知"。根据行业的不同,"报君知"种类繁多,时间长了,不同的报君知约定俗成地被百姓视为不同行业的标志。听到不同的报君知所发出的声音,便知道是做什么生意的来了。从医药行业的报君知来看,旧时医家最有名的响器广告莫过于游方医生的"虎撑"了。

所谓"虎撑"又叫"虎衔",俗称"药铃"或"串铃"。从外观来看,其形状为圆圈的空心物,向外的一面中间开一狭长的缝隙,内置弹丸。在使用虎撑时,通常将食指和中指插入响器中,借助拇指的力量,快速晃动的同时,手臂上下浮动,使虎撑中间的弹丸在其中间来回撞击发出清脆震耳的响声。旧时游医郎中手里多拿着虎撑作为行医的标志，据说还有一些约定俗成的规矩：例如经过药店门口时不能摇虎撑，因为药店里都供有孙思邈的牌位，倘若摇动，便有欺师蔑祖之嫌，药店的人便可以上前没收游医的虎撑和药篮，并且还必须向孙思邈的牌位进香赔礼。又如虎撑摇动的位置与医生的医术高低有一定关系，如果放在胸前摇动，表示是一般的郎中，与肩齐平摇动，表示医术较高，举过头顶摇动，象征医术非常高明……所以人们一看郎中摇晃虎撑的姿态，便能判断医术水平如何。当然，虎撑的位置高低，实际上是由郎中自己决定的，所以单凭此来断定其水平高低，恐怕并不靠谱。

近代上海还有一种具有滋补效果的街头小吃——"糖粥"，亦称红豆粥，其吃喝也颇有特色。冬至吃红豆粥的习俗流传久远，据说具有预防疫病的效力。如南北朝时梁人宗懔在《剂楚岁时记》中记载说："共工氏有不才子，以冬至日死，为疫鬼，畏赤小豆，故冬至作粥以禳之。"街头小吃所售卖的红豆粥格外精细，通常是红豆和粥分别而做，将红豆做成豆沙，粥上碗后用红豆沙现浇上去，有"红云盖白雪"之美。卖糖粥的小贩有一器具叫"骆驼担"，可把灶具、碗盘、食物全放在担子上。小贩一边挑着担一边敲着梆子，发出"笃笃笃"的声响，孩子们听见其声就知道"卖糖粥"的来了，所以老上海有一首名为《卖糖粥》的儿歌，便是描述的这件事：

> 笃笃笃，卖糖粥，
>
> 三斤胡桃四斤壳，
>
> 吃侬肉，还侬壳，
>
> 张家老伯伯勒拉伐？勒拉嗨！

当然，响器广告也是与时俱进的，除了传统的"报君知"，在近代的医药广告中，也出现了许多新的工具。比如近代上海的医药广告达人黄楚九在宣传其产品人丹时，就别出心裁雇用了一些人，编成四五个宣传队，轮流奔赴上海周边的外地城镇，每到一处，就临时招来一批儿童，身穿白衣，头戴高帽，敲着洋铜鼓宣传人丹的效用。

### 4. 幌子

"幌子"，也叫"望子"，又称为"帷幔"，是悬挂于店铺外面表明所售物品或服务项目的标志，借以表明其所属行业，所以也可称为行标。实际上，幌子在发明最初特指酒店的布招，多用布帘缀于竿端，悬于门前以招引顾客，如唐代陆龟蒙《和初冬偶作》："小垆低幌还遮掩，酒滴灰香似去年。"又如《水浒传》中武松路过景阳冈前的一家乡村小酒馆，酒馆外高悬幌子，上书"三碗不过冈"云云。但是后来幌子被加以引申，凡商店招徕顾客门面上展示的标志，统称为"幌子"。

医药行业以幌子作为广告由来已久，除了传统的文字幌之外，还衍生出许多不同的花样。例如有的店铺以膏药图案为挂饰，有的药店则将幌坠做成葫芦形状，也有的则挂着鱼的图案，取鱼谐音"愈"之意，还有更讲究一些的则连幌子的诸多细节都很精致，例如幌盖上有蝙蝠、荷花、云纹组成，取其趋吉避凶、吉祥富贵之意等；而鱼符的象征意义，则表明药店、诊所能做到像鱼那样，不分昼夜睁着双眼，为病人效劳……

还有一些药商则采用实物幌的形式来吸引顾客。所谓实物幌就是店家将所经营的商品实物放置或者悬挂出去，多是挑选出来的样品，因为取材方便、成本低廉，顾客又可眼见为实，所以经久不衰，坐贾或游商都有采用。例如街头有些卖虎骨的药贩会将虎皮、虎爪等高悬，一些规模较大的药铺会将鹿茸、虎骨等贵重药材进行展示，或者在显眼位置放置梅花鹿或东北虎的标本，以此来彰显店铺的实力与气派，起到引人注目的宣传效果。比如在 1946 年，上海有一家名为"葆大参"的药铺为了宣传自己的虎骨酒等产品货真价实，甚至于在店里放了一只笼子，里面关着一只真的吊睛白额老虎，店家就在虎笼旁边为患者诊治。消息一出，可谓轰动一时，人们纷纷涌来药铺专门来看老虎，而"葆大参"的虎骨酒则无疑借此大做了一次广告（图4）。

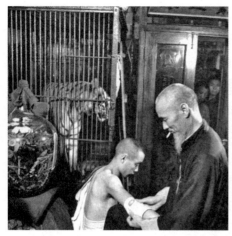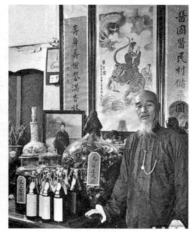

图4 上海葆大参号的老虎广告

## 5.招牌

"招牌",又叫"匾额"。系由文字幌演化而成,是商家的门脸儿,是古代广告信息传播的重要媒介。旧时一些老字号店铺的名号本身便颇有文化气息,充满了文化内涵,寄托了创始人的理想。医药店铺自然也不例外,例如,余天成堂寓意为"天禄同寿,成德长生";胡庆余堂的堂号取自《周易》"积善之家,必有余庆;积不善之家,必有余殃"。但凡有一些规模的店铺都很注重招牌,店铺名称用以写在招牌上时,多会重金请名重一时的书法家、名家书写。招牌一般悬挂于店堂正当中的位置,不仅将药店经营特色和商业经营理念蕴含其中,并熔书法、装饰、建筑、工艺于一体,十分醒目,起到了夺人眼球的效果。

除了以店名为招牌外,许多药店还会将一些店规、店训也以招牌的形式悬挂在店中显要位置。比如胡庆余堂除了门口的招牌之外,店里面的招牌、匾额还有很多,大都是朝外挂的,惟独有块横匾却是字面朝里,店员抬头可见,而一般顾客却难以发现,那就是面向耕心草堂悬挂的"戒欺"横匾(图5)。

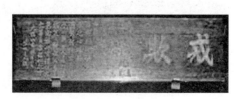

图5 胡庆余堂"戒欺"横匾

"戒欺"两个大字是胡雪岩亲自所写,下列小字:"凡百贸易均着不得欺字,药业关系性命,尤为万不可欺。余存心济世,誓不以劣品弋取厚利。惟愿诸君心余之心,采办务真,修制务精,不至欺予以欺世人,是则造福冥冥,谓诸君之善为余谋也可,谓诸君之善自为谋亦可。"这是创始人胡雪岩对经营者的谆谆告诫,也是胡庆余堂制药的铁定规则。显然,类似的牌匾高悬,既能告诫、提醒店家要童叟不欺,诚信经营,同时也能给来店购买药物的顾客留下极为深刻的印象,无形中也是在进行一种店铺形象的宣传和展示。

传统的广告形式多样,上述所举只是较为常见者,除了上述列举的这些以外,还有许多传统的广告方式,如墙体广告,通常是在药店的外墙上书写"各省药材,丸散膏丹"之类的广告语(图6);再如在照明所用的灯笼上书写店铺等的灯笼广告等……事实上,医药行业作为百业之一,自然也会充分利用各种手段来宣传自己,用以招徕顾客,虽然形成了一定的行业约定俗成的规矩,但具体运用起来,其形式往往是就地取材,各取所需。这里对于广告进行的分类只是为了便于梳理而进行归类,事实上,许多医药店铺往往是多种广告同时并用的。

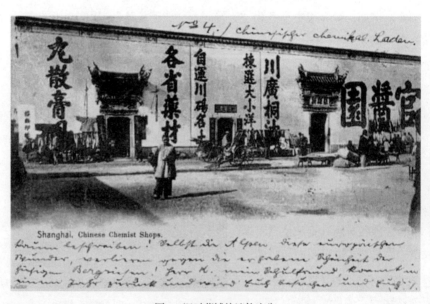

图6 旧时药铺的墙体广告

# 二、近代新型广告

古代的广告，从最原始的实物陈列、口头叫卖的广告形式，到幌子、招牌、响器广告以及早期的印刷广告等形式，所进行的都是一种直接的市场营销活动，并不是真正意义上的广告经营。近代在传统的广告形式不断延续的同时，新兴的广告形式随着西方文化的涌入而开始进入人们的视野，并迅速发展，成为商业社会中不可或缺的组成部分，极大地影响和改变了人们的生活。特别是近代的上海，随着各种新式的传媒手段的出现，相继出现了许多新的广告形式，例如报刊广告、广播广告、橱窗广告、路牌广告、霓虹灯广告等。这些新型广告形式一出现，就很快流行开来，并迅速发展。无论形式之新颖、宣传范围之广泛，还是影响力之深远，都远非传统的广告形式所能比拟。特别是随着报刊等新式媒体的出现，在上面刊登广告成了当时商家进行宣传的不二之选。医药行业当然也不例外，这些新型广告形式在近代上海很快便成为医师、诊所、药铺等主要的宣传途经。

## 1. 报刊

从数量和影响力上讲，报刊广告是近代最主要的广告形式，也是中国近代广告出现最为重要的标志。近代报刊数量增长十分迅速，据统计，至辛亥革命前全国报刊已达 500 家左右，报刊所到之处，即广告势力所及之地，举凡百货、纸烟、电影、医药、银行、书籍等相关行业，都无不在其上刊登各种内容的广告。

其中，商业性报纸由于以追求盈利为目标，而广告收入是报刊收入的主要来源，因此往往是广告传播最主要的媒体，对于广告极为重视。以素有"近代中文第一报"的《申报》为例，《申报》作为商业性报纸，明确宣称以盈利为宗旨，故始终对广告都非常重视。早在《申报》创刊之时，创办人美查就将广告作为报纸的主营业务之一，其创刊号上即有广告 20 则。为了吸引华人前来投放广告，美查特意降低华人的广告费用，规定华人广告"五十字为式，买一天二百五十文"，而洋人则"每五十字取洋一元"。同时，报馆还为顾客提供代写广告，免费翻译的服务，不识字也没有关系。此外，《申报》还派出许多专员奔赴苏杭等地，招引外地广告。在美查的运营下，《申报》的广告版块发展很快，不仅内容丰富，数量很多，而且覆盖面广，堪称是反映晚清中国社会的万花筒。在《申报》存世的七十多年间，广告始终充斥于《申报》版面，最多时达到整个版面的 60% 以上。《申报》广告最初以在沪外商为主，后来，由于该报的巨大影响，无论华商洋商，大凡在上海销售商品，都会在《申报》上竞相刊登广告。如 1933 年 12 月 1 日《申报》的 30 版中，29 版均登有广告，总共多达 540 条以上。

报纸上的内容包罗万象，记录了近代中国社会生活的时代变迁。广告与社会生活有着密切的互动关系：一方面广告反映了时代的需求，另一方面它又反过来强化了时代的需求。因此，从广告的角度能如实、真切地反映百姓的日常生活乃至于整个社会生活的变迁。在形形色色的广告中，不论从哪个角度来衡量，医药广告都是重要的组成部分。以《申报》为例，医药类的广告是《申报》广告的重要组成部分，在《申报》的诸多广告之中，医药类广告占据了很大的比重（图 7）。不论是形式，还是内容，都随着《申报》的发展而不断地更新变化。在七十七年的历史长河中，《申报》医药广告总的趋势是由少到多，由简单到精巧，由鄙俗到雅趣。可以说，《申报》的医药广告，见证了报刊广告，乃至近代中国广告业的发展历程。

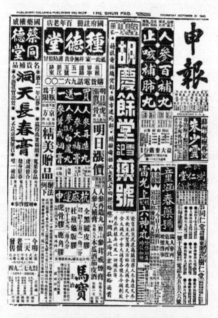

图 7 《申报》头版被医药广告占据

期刊作为新型的媒介，也是近代重要的广告载体。与时效性很强的报纸相比，作为期刊广告而言，虽然传播速度相对较慢，传播范围不如日报等普遍，但是周期相对较长，适合于长期保存，广告印刷也远比日报类要精美得多，而且专业性和针对性较强，适合进行较长文字和图画精美的广告，同样也是潜力无限的广告平台。以当时上海最有影响力的期刊之一《良友》为例，在其办刊期间的二十年中，医药广告是重要的一个类别（图8）。更不用说当时中医界所主办的大

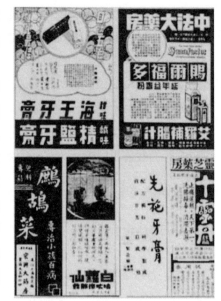

图8 《良友》医药广告

量中医药期刊，其中刊登的大多数都是医药广告，像《自强医学月刊》刊登的陆渊雷、祝味菊、徐小圃、徐衡之、朱叔屏、章成之、汪成孚等人的诊例广告，《大众医学月刊》刊登的主编杨志一医士诊例，《现代中医》刊登的时逸人、丁济万、程门雪等人的诊例广告等。据统计，仅近代沪上创办的40多种中医药期刊中就刊登了1100多则诊例广告，涉及民国时期上海众多医家。借助于各类报纸杂志的发行，这些相关的医药广告也随之走进了千家万户。

报刊作为近代重要和新式的广告载体，具有独特的优势：其一是受众面广。特别是《申报》《新闻报》等上海的大报，日发行量最多时达十万份以上，这在当时任何其他媒体都无法与其相比的，对于传统的口头宣传、幌子等广告形式更是无法相提并论的。其二是传递速度快。报刊广告的传递速度是由各种报刊的出版周期而决定的，但总体而言，都非常快捷，特别是日报、周报之类短周期的报刊，更以信息传递速度快而著称。其三，方便快捷。报刊广告可以反复刊登，而且可以根据销售情况随时调整，刊登程序又非常简单，只需将广告内容交给报馆即可。其四，价格灵活。报刊广告的价格根据版面多少、位置等有所区别，不

同的客户可以根据自己的情况灵活选择。

总体来看，报刊的出版一改以往医药界信息闭塞、交流不畅的状况，促进了医药界内部之间的交流和切磋，也促进了医药知识的普及，为医药制度的变迁奠定了扎实的社会基础。因此，报刊的崛起不但是新闻领域的大事，同时也为广告业的发展提供了极佳的平台。报刊上医药广告的大量涌现，不仅显示了上海医药行业与出版业的兴盛，也标志着上海市民医药消费需求旺盛，为医药企业及医药广告提供了可以大展拳脚的巨大空间。

## 2. 月份牌

谈到民国时期的老上海广告，除了报刊上形形色色广告之外，最让人难以忘怀的还有那一张张美丽的图画广告，其中月份牌广告更是极富老上海风情的经典之作。

所谓月份牌广告，是近代才开始出现的新型广告形式，是一种集画、广告与年历三位为一体的商业文化产物，是融合中国传统工笔人物与西方擦笔水彩技法的新画种。月份牌广告于19世纪末在上海出现，并在民国初期流行，到了20世纪30年代，月份牌广告已经在上海广为盛行。月份牌的诞生，源于近代中国门户洞开后外商致力于洋货倾销的广告宣传画，外商们起初企望以各种精美的西洋画片推销洋货，然而这些来自异域的图片虽然精美，但却不符合中国的传统审美标准，所以在中国市场上乏人问津，收效甚微。于是洋商们纷纷改弦更张，采用了符合中国人审美观的类似于年画形式的宣传画，并突出了一些老百姓喜闻乐见的民俗内容，如"八仙上寿""沪景开彩图""福禄寿"等。这种形式新颖、寓意吉祥的月份牌一出现，便以独特的艺术表现形式和别具的韵味赢得人们的喜爱，于是精明的中外商家趋之若鹜，乐此不疲。

事实上，许多月份牌的传统文化内容与所宣传商品并没有直接关联，多半是在画面适当的位置标有商品、商号与商标，并配以中西对照的年历或西式月历，也由此产生"月份牌"这一称谓。"月份牌"一般是由商家免费赠送给顾客的，当时的报刊广告中，"附送月份牌"的广告语比比皆是。

月份牌广告的广告主主要包括烟草公司、医药公司、化妆品公司、布店等。其中医药公司以月份牌作为营销广告宣传手段者不在少数，如《申报》1921年1月3日刊文《改良月份牌画历届选举丑态以唤醒国民》，其中提及：

　　每逢新年，沪上公司工厂及药房等大商家，均赠送时妆美女、名人、古画等类之月份牌。五彩精印美丽非常，俱足令人悦目赏心。其所以不惜工本，印送此等月份牌者，一欲使人常知其商标牌号，藉以推广营业；一欲使人便于考查月大月小，不致玩弄抛弃，常系壁上，深印脑筋。其用意之深可谓极矣。（图9）

当时一些比较知名的中西医药公司，如上海中法大药房、日本仁丹药公司、宏兴药房、韦廉士医生药局、木村制药所、三井物产株式会社、鲁卜良药公司、香港天寿堂药行、五洲大药房、天津安东哈滨瀛西药房、德记全栈大药房、日本谷回春堂（图10）等都采用了月份牌广告作为宣传。

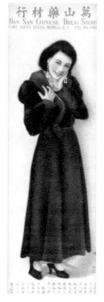

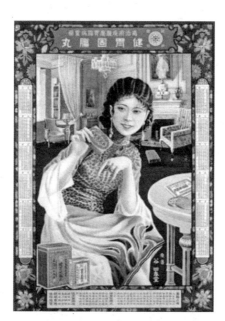

图9　万山药材行月份牌　　　图10　谷回春堂药品月份牌广告

讲到月份牌广告，不得不提到月份牌绘画的代表人物郑曼陀，郑曼陀的横空出世就与医药广告相关。郑曼陀原名达，字菊如，笔名曼陀，出生在杭州，是中国近代广告擦笔绘画技法的创始人。他在上海时遇到了近代医药广告史上有名的人物黄楚九，黄楚九凭借商人的敏锐嗅觉，发掘了郑曼陀创作的月份牌画的价值。1915 年，黄楚九邀请郑曼陀画了《贵妃出浴图》，成为月份牌裸体广告画之端倪，郑曼陀也因此一举成名。从 1914 年到 1920 年间，郑曼陀创作了百余幅广告画，均被黄楚九购买后，用作自己大药房的广告而广为散发。

与其他形式的广告相比，月份牌广告的市场定位非常明确，多为迎合市民生活需求，没有像其他广告一样有明显的目标群体，因此月份牌广告的受众群体非常广泛。月份牌广告上下边缘一般镶有铜边条，或者仿照国画的装裱形式，上下各有一轴，方便悬挂之用。许多家庭将月份牌广告画一挂就是一年，不少家庭就将月份牌直接当作家庭记事本来使用，堪称是最具功用性的印刷品，正如《申报》上赠送月份牌公告所云："或悬诸于画壁，或夹入书毡，无不相宜。"

## 3. 广播

无线电广播是近代一种新型媒介，于 20 世纪初被引入我国。1922 年，美国人奥斯邦在上海建立了我国第一家广播电台，该台于次年开始每天 60 多分钟的播音，节目丰富多彩，除了有国内外新闻、演说、音乐等，中间还插播广告。不久，美商新孚洋行和开洛公司所办的电台相继开播，节目中都插播广告。到 1937 年，全国已有广播电台 55 座，仅上海一地就有 44 座，广播成为继报刊之后的第二大广告媒介。

当时的广播电台，尤其是私营电台需要自负盈亏，因此主要靠广告收入来维持，竞争十分激烈。当时广播电台会主动向潜在的客户发送信件等方式进行推销。例如 1936 年上海一则电台招徕广告用函稿：

永安公司郭顺（景春），美亚公司蔡声白，五洲皂药厂项隆勋，新亚酒店钟君准，天厨、天原等吴蕴初，亚浦尔（耳）公司胡西园，中法药周邦俊，华生凤叶友才先生赐鉴：

查本市政府为普及民众教育，设有广播电台，已开始播音。该台为本市市政建设之一，周率九〇〇千周波，呼号 XGO1。本市政府除设置该台外，并在市区内各处装设多数收音机，供给民众收听该台播音之用，宣传效力异常宏大。现该台拟招播广告，素谂贵公司、厂、药房营业盛旺，为商界巨擘。拟请将贵处广告交由该台广播，以广宣传。兹特派员诣前，至祈惠予接洽办理……

在广播电台中，各种形式的广告节目不断涌现，其中不乏医药类的内容。比如 1946 年 10 月成立的青年广播电台，1947 年开始播音，其节目时间表中便有"医学小品"等节目。而医师或者药方通过广播电台播送广告，更是当时的一种新颖、时髦的宣传方式。如上海医师公会的元老之一——王完白便因为在播放无线电广告时涉嫌夸大宣传，由此违反了医师公会的条约而被公会施行了处罚。

一开始，在广播台上进行广告宣传的以外商为多，有些有实力的外商甚至有自己的电台部门，如中西、中法药房均设有自己的电台，专门用于宣传经营的产品。中西药房的中西电台，自早晨 6 点开始广播到午夜 12 点止。又如中法药房设立的广告科，专门负责管理广告和电台业务。随着民族工商业的发展，逐渐有越来越多的华商开始关注广播广告的效果，民族工商业者逐渐成为华商私营电台的广告客户。

医药领域中一些有敏锐嗅觉的人也开始利用广播来进行宣传，例如，民国时期上海滩名中医陈存仁不仅交友广泛，且极具商业头脑，他在抗战爆发时，曾经利用广播广告来进行医药慈善活动宣传，并取得了非常好的效果。据其编写的《抗战生活史》一书记载：

抗战全面爆发以后，上海仁济育婴堂陷入困境，没有经费，雇不到奶妈和长工，但是弃婴很多，缺乏小铁床等设施，孩子们都睡在木板上，没有被、衣、尿布。由于生存环境恶劣，患病的孩子越来越多，医疗设备等远远不够。作为仁济善堂的董事，陈存仁想到了借助于媒体。他草拟了向社会呼吁的新闻稿，亲自把稿子送给沪上《申报》的赵君豪和《新闻报》严独鹤等人，请他们登在显著地位。诸多媒体闻讯后，都纷纷前来采访，并派记者来拍照。陈存仁又想到了无线电广播，他写了电台专用的广播稿，并亲自到各个无线电台奔走。在第一个无线电台，直接找到广播台主任交送广播稿。电台主任感动之下，立刻停止正在播放的游艺节目，宣布"现在有一个特别报告"。之后陈存仁又跑了两家电台，电台都照样处理。到了第四家电台陈存仁亲自献声播送，并补充告诉大家，由于仁济善堂人力有限，如果要送小铁床的话，需要亲自送来。第二天一早，陈存仁就赶到育婴堂去看宣传的反应。结果发现宣传的效果好极了，捐款的人非常多，一天就收到1万4千元善款、小铁床七百多张，还有白布二百多匹等。还有志愿医生一下子来了十多位，育婴堂顿时变得拥挤不堪。

从陈存仁回忆的这段经历来看，慈善广告宣传效果如此之好，固然与其交际广泛有关，但无线电广播的影响力之大、速度之快同样令人吃惊，这也说明了当时在上海地区无线电广播已经有了相当的普及，因此才会在广告播出一晚上时间有如此的宣传效果，并获得这么多的社会捐赠。

可见，广播电台的出现是近现代广告史上的又一件大事，它标志着广告可以在更广阔的空间向消费者迅速地传递商品信息，从而使广告的影响更大、传达效率更高。

## 4. 电影

广告形式必须新颖才会引人注目，而近代上海滩消息灵通，西方新颖的广告方式很快就会运用到中国来。例如电影1895年才开始出现在西方的电影，在1899年就已经出现在中国沿海的城市，不久上海等地便出现了借助于电影进行的宣传广告。

目前所能见到的最早借助电影的促销广告是1922年英美烟草公司制作的卡通电影，此后电影广告便迅速地大量涌现。特别是外商公司迅速抓住机会，通过在城市中收买或自建电影院，播放各类广告，进行产品宣传。当时在电影院门口，还常常实行购票赠产品的活动。因为电影在当时的上海尚属于新奇事物，所以非常受欢迎，而电影广告也借此大行于世。

电影广告通常在电影未开映前播放或电影片之内插播活动幻灯片或广告片，利用众多男女观影前的闲暇无聊时间，插播广告以引起观众注意。观众多是为了电影而来，因此如连续插播广告，内容又很无聊，观者即觉扫兴。因此在当时，对电影广告制作，既要内容简单明了，又要形式生动美感，使人在一瞥间即留下深刻的印象。当时的商家多采用活动幻灯片，在电影播放前后插入各种商品、商店的名称、图案等，如香烟、药品。对于电影广告虽然外商与华商皆采纳，但相对而言，洋商更善于利用新奇的广告片引人注意。如上海开办的拜耳药厂曾专门制作了关于"六〇六"针药生产过程的专场电影。中法药房出品的"艾罗补脑汁""九一四药膏""龙虎人丹"、五洲药房出品的"人造自来血"和"海波药"、中西药房的"痰敌"和"胃钥"等药品都曾做过电影幻灯的广告。

## 5. 户外广告

户外广告是指在建筑物外表或街道、广场等室外公共场所设立的霓虹灯、广告牌、海报等广告。

20世纪初，户外的路牌广告开始流行，不但各大铁路沿线和城市要道布满了路牌广告，而且连穷乡僻壤之地也都出现。很多公司将五彩印刷的广告图案、招贴贴在墙面上，后来又改用木架支撑、铅皮装置、油漆绘制等。路牌广告画面设计新颖，内容主要是香烟、药品和影剧信息等，一般都出现在繁华喧闹的街区、交通要口、铁路沿线屋顶和风景区。据上海市公用局1933年的统计，在上海236处公共场所，民用商业类广告牌多达216处，面积2 822平方米。路牌广告也是一些国内医药公司常用的宣传手段，比如黄楚九的中华制药公司在对产品"人丹"的宣传时，除了报纸之外，还在各车站、码头，乃至铁路沿线都大做路牌广告，由此取得了非常好的宣传效应（图11）。

总体来看，这一时期在上海繁华的闹市街区、交通要口，以及沪上一些铁路沿线和人流量大的风景区都出现了路牌广告，这些广告画面设

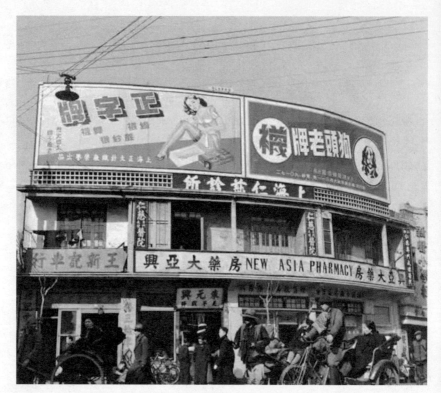

**图 11　户外广告**

计新颖，主要是一些香烟、药品和影剧信息等内容，并由此出现了若干个专门从事路牌广告的广告公司。

　　要之，旧上海素有"十里洋场"之称，数不清的新鲜玩意儿不断登陆。在广告领域也是如此，随着各种新式的发明，不断会有新的广告载体出现，比如汽车进入普通上海人的生活后，随着后来车船增多，成为巨大的流动的广告载体，精明的广告商很快就在车船身四周做上各种各样的广告，甚至于在车顶和车身前后都有广告出现，一时间，随着汽车、火车、轮船的移动，上面的广告成了一道移动的风景线。甚至还出现了飞机广告、游行广告、邮政广告、剧场广告、气球广告、风筝广告、霓虹灯广告、橱窗陈列广告等，不一而足。

# 蔚然成风

## ——近代医药广告内容

在上海近代各类广告中，医药广告始终是重要的广告种类之一。其不仅体现在数量之多，而且在于涉及面之广泛，凡是和医药行业相关的内容，几乎都能在当时的医药广告中找到。关于医药广告的具体分类，至今尚没有权威、统一的标准。为了便于介绍起见，这里择其大要，根据近代广告所表达的内容，主要从医家广告、药物广告、医院广告、医学教育广告、致谢广告、医药慈善广告等角度进行介绍。

# 一、医家广告

所谓医家广告主要是介绍医生的广告，主要是广告者介绍自己的医术、诊疗方式、收费情况等，主旨无非是宣扬医生的医术水平如何高超，借此广而告之，以招徕患者，并提高自己在业界的知名度。

近代上海医家广告不仅数量繁多，形式也是五花八门，几乎在各类广告形式中都会出现。细究其因，其实并不难理解，主要是下列几方面因素导致：首先是面临西医的竞争。上海是近代中西交融的中心城市，随着西医的传入，西方医学逐渐取得国人的信任，相关的医院诊所数量也不断增加。除吸引国人纷纷留洋学习西医外，国人也开始创办自己的西医院，如汪惕予创办的自新医院，附设自新医学堂，开设西医课程，培养西医人才。其二，中医界的竞争。上海是一座移民城市，随着外来人口大量涌入，医生为数众多，行业性竞争加剧。据估计，民国时期仅上海地区的中医从业人员就达 2 000 余人。中医行业内部竞争之激烈，正如时人感叹的："上海的特色之一是医生多。各马路各弄堂，到处都可以看到挂着医院、医生的招牌。"其三，废止中医思潮的干扰。民国时期，中医几乎得不到来自官方层面的支持，甚至一再面临被取缔的危险，这当然也在客观上恶化了中医的执业环境。虽然上海人口众多，然而这一系列因素的综合作用，却给中医行业的相关从业人员带来了相当高的生存压力，促使其不断谋求更好的执业道路。在这种情况下，单靠传统的口耳相传式的传统的成名之路，无疑十分艰难，因此广告途径，特别是利用报刊等现代媒介做广告无疑是一个上佳的宣传方式。

在医家广告中，较为常见的是自荐性的广告，多是以医家自白的口吻，介绍自己的基本情况。如周浦某女医来沪后，在《医学报》上刊登广告，介绍自己此前一直在周浦镇悬壶问诊，专治小儿一切杂症、推拿、急慢惊风，兼治男女眼科，并中西法合用；以上各症长于研究，寻常小症应手辄效，因朋友屡次劝说来到沪上，暂在小东门内大生弄开诊。为吸引患者，扩大影响，提高知名度，所以打出了"九月二十一日起，送诊一月"的广告，最后附上诊例：

> 门诊自九点钟起，十二点钟止，一月内出诊只取号金；门诊送诊期满，每号取银三角，贫病不计，过午不候；出诊城内一里内者，取银五角，在一里外只取银一元；城外英租界取银一元，美租界取银二元。以上诊资，统于挂号时先惠，出诊时附诊照诊资减半。号金门诊三十文，出诊六十文。舆金：路近者走路，远者凡马路可通之处坐车，照诊资收取二成，城内路远用肩舆，每家取银照诊资收取四成。张陈氏启。

借助名人宣传制造人气，依靠口碑吸引病人，或由他人介绍病家是行医的传统手段，有不少医家刊登医家广告时借助于名人、名医之口来为自己的医术进行宣传，不少广告中干脆罗列数名介绍人，借以抬高自己的身价。如虞洽卿、王一亭、何成浚、张啸林、杜月笙等这些当时上海滩上的名人或军政要人，都曾作过医师广告中的介绍人。正因为如此，所以当时的医师为了扩展业务，一般都相当注意交际活动，民国时候的不少名医也都是交际场中老手，所结交者非富即贵，具有一定的社会影响力。

当然，除了借助于有影响力的社会名人之外，如果能和名医能扯上关系，声称自己为某名医的门人或由当时名医亲自撰稿推荐，自然也是大有益处，更能够从专业的角度为自己提升身价。与自己毛遂自荐相比，名人举荐的广告方式无疑能更多地吸引到患者。如1919年上海有一则女医的广告"儿科推拿"，介绍某沈姓女医"精理推拿诸法，专治儿科急症……"介绍人落款是当时的名医陆伯鸿、朱志尧。又如一位来自无锡，名叫周伯华的医家在广告中便打出了"名医张聿青门人"的旗号：

张聿青门人周伯华寓沪：无锡周君伯华向在张氏门墙侍诊，深得医学真传。悬壶以来，寒暑数易，于诊治温病、调理内症均有定识，叠著明效。向寓上洋大东门外、如意街杏花天酒楼间壁弄内，每日下午门诊，三点钟后出诊。

广告中提到的张聿青（1844—1905），名乃修，字聿青，是晚清时期江苏著名医家。张氏家学渊源，学宗仲景，旁参刘完素、朱丹溪、李东垣、薛生白诸家，居无锡数十年，晚年来沪，声名远播，门人甚广。其临证经验被后人编纂为《张聿青医案》共二十卷，以内伤杂病为主，旁及时病、妇人病、五官诸疾。以张聿青门人的名号来为自己做广告，当然是借名医来提高自己的声望。

有些名医或者有声望的医生则会亲自推介医家，这种广告自然要更为真实可信一些，如名医恽铁樵在1928年6月18日的《申报》上曾刊登《恽铁樵为门人徐衡之襄诊启事》，亲自帮助自己的弟子徐衡之站稳脚跟。又如清末名医蔡小香曾亲自介绍女医许惠坪，介绍女医士的家学渊源"为金陵名医许寿田之长孙女，菊泉茂才之女公子也"，专长"外科，治毒门尤著奇效"，且许氏医德高尚，"凡遇贫病，仅取号金一角，不较医药值，包医价亦从廉，限日不误"，是不可多得的良医，诊所地址在"英大马路五云日升楼西首德仁里一街第表三百零四号门牌内"，许氏医例为"门诊五角，出诊二元，路远酌加，拔早另议"，最后蔡小香呼吁"抱病者幸勿交臂失之，女界注意"。

有些医家则以"医室迁居""医所搬迁"等名义进行广告宣传，实际

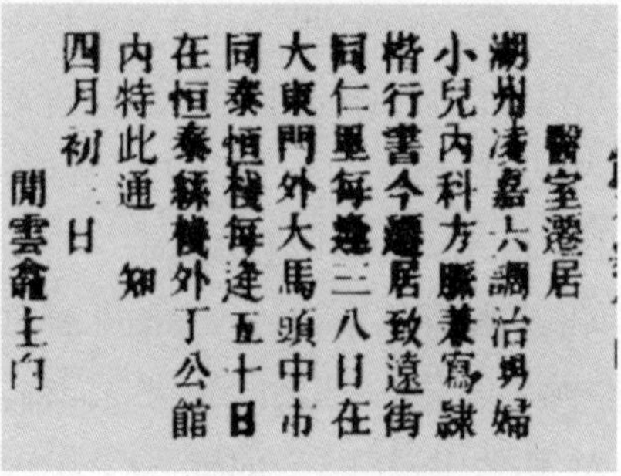

醫室遷居
湖州淩嘉六調治男婦
小兒內科方脈兼寫隸
楷行書今遷居致遠街
同仁里每逢三八日在
大東門外大馬頭中市
同泰恒棧每逢五十日
在恒泰縣棧外丁公館
內特此通 知
四月初三日
閒雲龕主白

图 12 《申报》早期的医家广告

上真真假假也难于辨别，很多时候其目的仍然是宣传自己的医术而已。如《申报》创刊第二个月有一则连续刊登了七次的“医室迁居”广告：

湖州凌嘉六调治男妇小儿内科方脉，兼写隶楷行书，今迁居致远街同仁里。每逢三八日，在大东门外大马路中市同泰恒栈。每逢五十日，在恒泰 ×× 外丁公馆内。特此通知。四月初三日，闲云龛主白。（图 12）

这则广告是目前所看到的最早在报刊上刊登的医家迁居广告。事实上，凌嘉六在近代医史上并非籍籍无名，而是留有自己的足迹。后来裘庆元所刊的《三三医书》中，便收录了凌嘉六所著的《咳论经旨》，另有《温热类编》等传世。从这则广告内容来看，当时凌嘉六还“兼写隶楷行书”，可见其行医的环境不佳，执业并不顺利，这或许与其从无锡来沪不久有关。

民国时期，中医界行业性团体组织成立之后，经常可以见到类似“医界名录”之类的会员介绍文字，内容通常包括医家姓名、字号、年龄、籍贯、行医状况、著作等信息。这实际上也属于一种变相的医家广告宣传方式，如《医学报》中所刊登的会友题名录：

魏寿彭，字天柱，年三十一岁。监生，世居绍兴会稽断河头。儿科五世，于匪后迁居山阴斗门宾积桥，又三世，现仍业儿科，共八世矣。

周服圣，一名学瑜，字伏生，年三十一岁。浙江绍阴山阴县学附生，住安昌镇，开设葆豫堂药材店，习医有年，著有《□病家言》，开办广智学会，稍尽义务，虽于中西医学未能梦见，然志在贯通而以开民智为任。

曹昌，别字锡畴，年四十四岁。籍隶广州府新安县，现在香港登龙洲。幼读父书，于内科、儿科、眼科皆有师承。余皆自习，年念六复习西医，后于核疫盛行时入院施医，著有《伤寒歌括》《论疫中西汇辑》暨中西汇参两书，并有《福幼编正误》。现拟集《中西宏论辑征科大成》一书，会创办济隅医社，志在改良医界，拯我同胞。

　　除了这些较为正规的广告方式之外，有些医家还剑走偏锋，采用另类的方式来为自己进行宣传。比如在近代史上大大有名的"唐拾义药厂"的创始人唐拾义本来在广州开医馆，已经小有名气。1919年，唐拾义开始在上海开办诊所。但是人地生疏，开始颇为艰难。怎样才能在沪"扬名显药"呢？聪明的唐拾义想出了一个妙招。他在报纸上刊登了一则"启事"："本医师于来沪后失一爱犬，寻获送还者重赏银洋100元。"100元银洋在当时绝对算是一笔大数目，用如此大的赏金来寻找爱犬，顿时便吸引了社会上许多人的关注，甚至有不少记者前来采访，唐拾义的名字开始被人所知晓。除在报纸上刊登广告外，唐拾义还在包装药名前加上了"唐拾义"字样，出诊乘的轿子布篷上也标着"唐拾义大医师"的大字。如此一来，唐拾义的名声、身价皆不胫而走，迅速在上海站稳了脚跟。1924年，唐拾义又在上海设厂制药，规模比在广州时更大。销路打开后又陆续在天津、汉口、香港等地设分厂，并以上海为总机构，广州的"增寿堂药房"为分支机构（图13）。

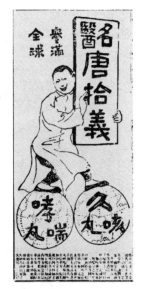

　　近代医史上的医家广告众多，从诸多广告的相关描述中，不难窥见在上海从事中医行业的艰辛与不易。但是这种情况当然限于多数的寻常医生，而一旦成为了名医，求诊的病者每每盈门，则医生的社会地位、待遇自然大有不同。比如人称"一帖药"的名医张镶云，在上海的北京西路和温州路都开有门诊，闻名而来的病人每天都排长龙队才能轮到，于是出现了一些人专门以帮忙排队"倒号"为生。为了让先来的患者能得到及时医治，张家只好统一发给排在前几位的病人"黄色马甲"以示优先。这个办法后来逐渐流行，据说这就是后来"黄牛"一词的真正来历。

图13　唐拾义广告

# 二、药物广告

近代以来，特别是 20 世纪初，上海地区的民族资本经济获得了有史以来最快的发展，并开始成为整个经济的主要增长点，有力地推动了上海城市现代化进程，上海迅速发展成为了世界公认的远东金融中心及国际大都会之一。在这样的时代背景下，上海的中医药实业也呈现出规模化发展的趋势，在规模与形式上都领先于全国其他地区。反映在广告领域，便是各种中药店铺、中药贸易的广告数量在整个医药广告中所占的比重非常大。

早期在近代化的广告载体如报刊等上面刊登的药物广告主要是外商，这与外商向中国市场大量倾销药物有密切关系。而华商仍然恪守"良贾深藏若虚"的信条，多半仍以延续很久的传统的广告方式在进行宣介。但是在上海医药市场中西药品华洋杂处、利权外溢的压力下，国产药商终于不再固守传统的药品宣传方式，逐渐接受并灵活运用、主动开放的宣传理念，从旗帜广告、书籍广告、仿单广告、灯笼广告等传统的药物广告形式，转向宣传效果更佳，可角逐海外的报刊、电台、电影等新的广告方式。自 19 世纪 80 年代起，国产的药物广告数量开始日益增多，到了 20 世纪 20～30 年代，国产药物广告才真正大量涌现（图 14）。

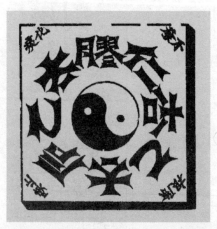

图 14　太乙杏仁胶广告（《申报》1909 年 6 月 1 日）

在药物广告的宣传中，为取得患者信任，往往会打着"祖传秘方""圣药""秘制""大内秘方"等之类的介绍语，以此来凸显自己的药效。这当然是一种宣传手法，但也从一个方面反映出民间对于这样的宣传的接受度十分高，中医在民间依然保持着旺盛的生命力。如杨燧熙医室的"神效除痛散"：

> 夫人之疾苦，惟疼痛最为难受，欲除此病，必服此散，无不药到春回。患者一试，方知言之不谬。并且无论何种疼痛者，可即时立止。鄙人经验多年，未可自诸病者。乳妇、妊娠均忌服，每袋一包，开水一茶杯，一次和服，一日服二次，每天一包，每袋大洋一角五分。

有些药物广告还要在广告中介绍传统医理，如打着"跌打损伤圣药"名号的三黄宝蜡丸，其广告内容如下：

> 凡跌打损伤、药箭刀伤、青蛇毒虫疯狗咬伤、努力成痨、瘀血凝滞、痰迷心窍及破伤风、妇人产后恶露不行，瘀血奔心致生怪症干血痨，枪子入肉危在旦夕者，立服四丸，黄酒送，汗出即愈。亦可外治。此系中国军中要药，新由东三省带来南省，向无购处，现托本馆寄售。家居者宜备一份以防意外。大丸每粒两角，小丸每粒一角。用法均详仿单，外埠函购一元起码。

还有一些商家注重药物商标的推广，比如大学眼药水在1919年《申报》上的广告中刊登了整版的"悬赏广告"，让读者猜"一个戴着眼镜的外国佬头像"是"什么东西的牌子"？奖品颇为"丰厚"，有金戒指、银茶杯等。当然，这个头像就是大学眼药水的商标。虽然并无多少"悬念"，但是通过这样一个广告的创意，让其产品和商标都牢牢记在了消费者心里。

药物广告还偏爱借名人来宣传产品，自晚清到民国，借助名人或者名流亲自出马进行宣传的药物广告不在少数。黎元洪、伍廷芳、王芝祥、王人文、温宗尧、陈其美、汤寿潜、张謇等名流高官都曾刊过荐医荐药广告。以《申报》为例，最早有与医药相关的名流广告出现于1909年，一位广西的候补知县为威廉士大药房红色补丸药做的广告刊登在2月19日的版面上。到了20世纪20年代之后，以明星做广告宣传更变得日益普遍，成为一种十分常见的商业营销行为。

在近代科学知识大行于道的大背景下，一些传统的药物广告也不免要借用一些"科学知识"来进行宣传和对比，如号称自制秘方的"吕医净身粉"，其广告就先从科学的角度阐述嗅觉的原理：

人之知觉，由于脑筋。鼻之所触，立传至脑，速于电浪。苟所触为秽恶之味则脑为不安，诸病生矣。是知辟臭真药一出，当必为卫生家所欢迎也。虽然鼻为司嗅之官，凡有气味者，无论厚薄、多寡之殊，均能辨别。若使两气混淆，则大者、烈者独著，而小者、薄者反不觉焉。此无他，其能力足以擒之也。故以气味雄厚者为辟，非辟之也，实乱之也。以气味淡薄者为辟，斯真辟之矣。西人俱以加波匿为辟臭圣药，几为全球所公认，然考其能力，实乱之耳，非有辟臭之功也。昔秦皇晏驾沙丘，会暑，辒辌车中尸腐，乃令从车多载鲍鱼以乱其臭。夫腐尸与鲍鱼，其臭等耳，犹堪乱之，矧气味酷烈之加波匿耶！……此粉本吕医修合自用，非求售也，既无板单，又不事装潢，甚至名目亦无，时人但呼吕粉。此粉善辟人身一切不正之气，无论腋下、腿缝……遍身汗管、毛窍等，凡有腥臊之类，此粉一到，如汤沃雪，立刻消除。宜于洗澡后，取粉少许，盛以小碟，加清水二三十滴调匀，先擦腋下，次及腿缝……脚掌等，擦毕，则用干毛巾拭之，以不染衣服为度，如此不过毛窍肉纹里，仅存些许耳。虽旬日不浴，亦绝无秽气……

类似的中西知识合璧式的药物广告词在当时颇为常见，如威廉士大药房红色补丸系列广告被时人所熟知。其广告宣传中提到瘴疟病原毒胚在血中，将血液的浓稠作为判定血液健康的标准。红色的血液才能滋养脑部，满足繁难工作的需要，红色补丸有补血清血之功。服用红色补丸后，无论"血薄气衰、脑筋衰残、少年斩伤、胃不消化、风湿骨痛、山岚瘴疟、脚气浮肿等症"均可治愈，对于妇科各症尤见神效，而且强健体魄……这种中西混杂的医药广告手法，也体现了传统药物店家经营意识的觉醒及销售方式的变化，传统的医药观念与西方医药知识混合在一起，共同型构了民众在日常生活中对于健康和疾病的认知。

近代医药广告中，除了持久不衰的戒烟广告、滋补广告之外，治疗性病药物的广告也为数众多。中国古代社会因为受到传统文化的影响，向来"男女授受不亲",有"礼教"之防,花柳病对社会的危害还较为有限。但是自鸦片战争以降,外敌入侵,西俗东渐,许多口岸城市都被迫成为开埠口岸,这些城市中的娼妓行业也迅速发展,呈现出畸形繁荣的局面,但也由此为花柳病等性病的泛滥埋下了伏笔。虽然没有具体的统计,但仅看上海花柳病专科生意的兴隆,竞争之激烈,上海市内花柳病的严重程度就可想见。像当时《申报》等大报有时同一天就能刊登八家医院治疗性病的广告,中西医皆有。在二三十年代报纸纷纷办副刊、增刊的风气中,打着"健康"之名,行性病药物广告之实的副刊不在少数。这还只是报刊,至于通过各类招贴、传单等形式所散发的相关广告就更无法统计了。

# 三、教育广告

古代中医传承方式的主要方式是以师带徒,历代大凡名医,多有师承传授关系。到了近代以后,师带徒的传统方式仍然在许多地方延续,即便是上海这样的大城市也不例外。但与此同时,更为广泛与普及,代表了近代中医学教育方向的,则是出现了医学院校教育。自晚清开始,我国中医界便开始了这方面的尝试,各地先后办起了一些中医学堂或中医教育社团组织,而到了民国,各地中医学校的创办已经蔚然成风。在这一新兴医学教育方式的尝试中,上海地区的中医院校教育不但开始得早,而且无论数量和质量,都堪称居于全国之首。特别是上海中医专门学校、上海中国医学院、上海新中国医学院三所院校,构成了上海中医教育史的主线,对于后来的中医事业产生了非常深远的影响。

由于医学的院校教育面向的是整个社会,因此在兴办医学教育的过程中,不可避免地要借助于各种形式的广告,来吸引生源、扩大招生,乃至于招聘工作人员等。特别是通过各个院校的招生广告,更能如实地反映招生规模、教学模式等内容,堪称从一个侧面记录了学校的兴办与变迁(图15)。

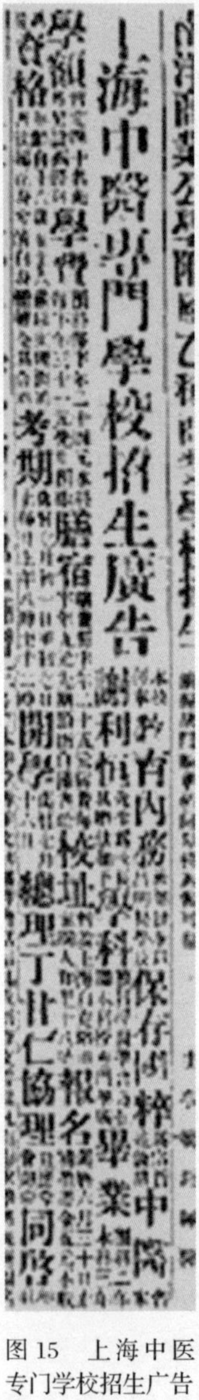

例如丁甘仁、夏应堂等名医所创办的近代第一个女子中医学校——上海女子中医专门学校，在办校过程中，就频频借助于《申报》等报刊刊登招生广告：

1925 年 6 月 28 日的《申报》刊登了《丁甘仁夏应堂创设上海女子中医学校招生》的广告："程度：国文清通、书法端正、品行纯和者为合格。年龄：十六岁以上，二十六岁以下。考期：阴历六月二十始，午后一点至四点为止，随到随考。报名：即日起，随缴保证金五元，不取发还。地点：西门内石皮弄沪南广益医院内。开学：阴历七月二十。校址：劳勃生路沪北广益医院内。欲索详章，函至西门石皮弄本校，即寄。"其后，同样内容的广告反复登载过 18 次。

1926 年 1 月 26 日，上海女子中医专校在《申报》登出了春季招生广告："程度：甲级插班生，须稍具医学根底者；乙级，凡国文清通、品行端良者。报名：自即日起随带报名费五元，不取发还。试期：丙寅年正月初五日至十五日止。考试地址：白克路人和里十八号。开学期：正月二十日。校址：劳勃生路十号广益中医院内。函索章程，附邮票三分。"之后，相同内容的广告连续刊登过 19 次。

1927 年 6 月 26 日，《上海女子中医专校招收新生》的广告又在《申报》刊登："程度：凡国文清通、品格端正、能恪遵校规者。学额：三十名。报名：自即日起至开学止，随带报名费五元，不取发还。试期：每日二时以前，随到随考。开学：阳历八月十七日，阴历七月二十日。详章：附邮五分，空函不复。考试地址：上海四马路西中和里丁医室内。校址：劳勃生路十号。校长：夏应堂、薛逸山、丁仲英，同启。"由于此广告刊登时，丁甘仁先生已经逝世，女子中医学校的财力可能已大不如前，故本学年新学期的招生广告只反复刊发过 5 次。但同时也有新的变化，即在开学前发布"开学通

图 15 上海中医专门学校招生广告

告"。8月11日及13日的《申报》登载了"上海女子中医专校开学通告"："本校定于夏历七月二十日开学，凡新旧诸生必须准时到校。除另发通告书外，特再登报通知。"

除了招生广告之外，民国时上海的一些中医学校还会在各种中医药期刊上刊登毕业生的信息，这实际上也是一种一举多得的广告方式：一方面可以为学生进行宣传，帮助学生就业。通常对每一位毕业生的信息都有着详细的说明，一般包括毕业生的姓名、性别、籍贯、通讯处等；另一方面将学校毕业生信息刊出，当然整体上也是在为学校的师资力量、办学质量等进行宣传。如中国医学院第七届毕业纪念刊便对 63 位毕业生进行了宣传，其中一名毕业生薛定华的毕业词，由中国医学院教务长蒋文芳先生亲自撰写，内容如下：

薛君定华，字立生，籍浙江之永嘉，尊翁立夫先生，为东瓯名医，驰誉遐迩，求治者踵相接也，颜其医室曰"春在庐"，满储古今医籍。君亲聆庭训，博览群书，未尝自足，爰于中学毕业后，来归本院。一见之下，惊其异禀，头颅足足加三，特别放长，有寿者相，聪慧机警，足以证明脑髓之丰富；其面有如诸葛子瑜，故温厚具长者风，两脚特长，学成回里适合于跨灶也必矣。

显然，这并不是普通的师长对学生的泛泛介绍，而是借此展示学生的家学渊源与优异特长之处。据悉，薛定华毕业后回到温州一带行医多年，后来在当地颇有声望。读者在报刊上看到这些信息，自然对该生会留下更为深刻的印象，也会由于这些精心撰写的语辞而对中国医学院留下更好的观感，是一举多得的广告方式。

值得一提的是，"无心插柳柳成荫"，当时在报刊上这样刊登的医界同人的信息，后来在历次中医界反对"废止中医案"中发挥了重要作用，使全国各地的中医界人士能够在很短的时间内沟通信息，互相联系，并团结在一起，对于组织大规模的抗议集会请愿等活动起到了极为关键的作用。

# 四、医院广告

　　除了游方医之外，传统中医多以私人诊所为行医空间，随着西医的传入，也有不少西医选择这种方式执业。私人诊所的形式不但依然得以保留，并且依然是重要的医师执业方式。但是近代医院越来越多地被人们所接受，成为诊疗空间的发展方向。

　　上海地区医院建立的历史比较悠久，在 1910 年以前，已经有十余家医院，绝大多数是位于租界内的外国医院。到了民国以后，上海地区的医院数量大为增加，大大小小不下几十处，其中大部分为西医院，只有少数是中医医院，而且以私立的医院为主。但是无论在数量和水平上，近代上海地区的中医医院在全国均居于领先行列，其中最著名的有广益中医院、华隆中医院、新中国医学院附设新中国医院、四明医院等。

　　民国时期的医院广告数量颇多，多数是介绍自己的设备、设施以及医生等，也有些医院做广告时往往引名人作为介绍人，如 1923 年 8 月 18 日的《申报》就刊登了南山医院的广告，其标题中就注明"章太炎、唐少川、蒋伯器介绍南山医院"的字样。由于当时广告已经成为了重要的商业宣传手段，各医院都频繁地刊登各种广告，以扩大自己的影响力。

　　由于来自官方层面的排斥，中医医院的建立主要依靠了中医界自身力量以及社会捐赠，医院建设和运作资金大多来自知名中医或支持中医药的地方绅士、富商捐赠，筚路蓝缕，十分不易，这些从当时的广告中亦可管中窥豹。如 1917 年在广益中医院的筹备、建设期间，为了筹措资金，广益善堂通过各种渠道，如大力开展募捐、广邀名流富商加入董事会、在广益中医院尚未完工时利用简陋条件施诊等。又如曙光医院的前身四明医院，是宁波同乡会性质的四明公所鉴于"贫病同乡无所依栖"，于是在 1905 年设施医局，1906 年"复于宁寿里中设病院，凡同乡之贫病者，得保送进院医治，药饵饮食悉供给之。"（《上海四明公所大事记》）开始规模非常小，《四明医院十五周纪念册》中描述："于法租界爱来格路宁寿里公所房屋，辟室数楹作为病房，能容病人三十余人""同时于公所纯阳殿，设施诊所，每日上午，分单双期施诊，有内外妇幼诸科。"这家小型医院虽然规模不大，却已初具现代医院雏形，深受同乡欢迎。随着业务量的不断增多，渐渐不能满足宁波同乡的需要，四明公所董事朱葆三、葛虞臣、方式如等发起募捐，准备迁址扩建四明医院。

在四明医院建院的过程中，不少重要的事项都通过刊登广告予以广而告之。如在医院开幕前后在《申报》上刊登了不少广告：1922年10月26日刊登《四明医院落成开幕广告》，随后在开幕式后又在10月30日刊登《四明医院开幕竭诚道谢》的感谢广告。10月31日、11月1日、11月2日连续刊登《四明医院择于九月十五日开诊》的广告……同时期，《申报》也通过新闻报道、简讯等形式对四明医院开业的情况进行了跟踪报道。通过《申报》等新闻媒体的广为宣传，四明医院开业的消息便广为人知，起到了很好的宣传作用。此后，四明医院在《申报》上还陆续刊登过不少广告，如医院成立×光室、产妇科，附设高级护士职业学校招生等，还有患者对医院医师的感谢信、四明医院捐款委员会启事……这些都从另一个侧面展示了医院在发展过程中的重要事宜和社会影响力（图16）。

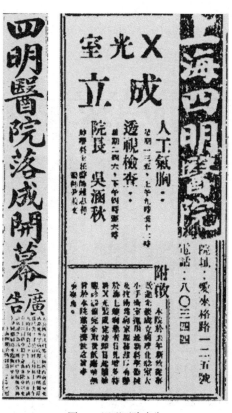

图16 四明医院广告

# 五、谢函广告

"谢函"广告是以刊登"感谢信"的形式进行广告宣传，在医药领域中这类广告颇多，多是为某医生或某药品扬名的广告。

这种致谢形式的广告由来已久，如《申报》在创刊的 1872 年便已经出现了这种广告，到了 20 世纪之后仍然风行一时，发展到后来，有时彻底沦为了软广告——顾客证言，逐渐作为一种固定的广告模式保留下来。其特点是广告客户一般不出头露面，而通过患者的口吻直接向读者陈述，因此多用第一人称的手法撰文，大多数是以书信形式出现的。

谢函广告最初是刊登普通患者的来信，发展到后来，许多都是争相拉出达官贵人或名士洋人的谢函作广告，以增加广告的权威性。当时许多滋补类的药物如艾维补脑汁（图 17）、韦廉士大医生红色补丸、爱理士红衣补丸、自来血、日光铁丸和月光铁丸等，都大量地在各路媒体上刊登各

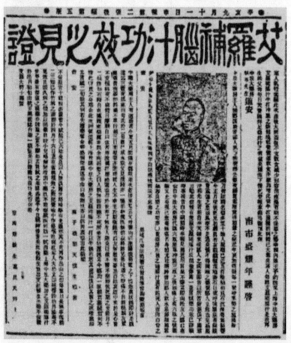

图 17　艾罗补脑汁在《申报》上整版刊登谢函

种名目繁多的致谢广告。如韦廉士大医生红色补丸的顾客证言广告五花八门，致谢的顾客身份从平民百姓到社会名流，从香港阔商到英国女士，几乎男女老少无所不包，并常常附有顾客照片或者书信原件以展示其真实与可靠。如从 1908 年 2 月 14 日到 1910 年 4 月 28 日，该红色补丸在《申报》上共刊登了近百位的顾客证言，几乎每日一登，每周一换，其标题也各有千秋，如延年有术、名副其实、露宿须防等。

又如 1929 年 3 月 1 日《申报》百龄机的广告中，通过四个不同年龄、身份的人士发表的感谢函，分别结合自己的情况，从四个不同方面现身说法，说明使用该产品的种种功效。如来自天津的一份来信如下：

百龄机平肝开胃之铁证

天津总商会卞月庭先生来函：小儿自幼瘦弱，年来操持过度，时觉肝胃作痛，四肢酸软，失眠退食，医治周效。嗣购百龄机半打。试服旬日，饮食加增，睡眠安适。及至药罄，诸瘤全消，精神健旺。

这种广告虽然大多读来文字恳切、入情入理，有时还附有来信者的详细地址、个人资料，甚至照片等信息，以证其真实性。但类似的千篇一律的谢函频频出现于报端，总给人以一种夸大其辞、故弄玄虚之感，被时人视为是一种十分不良的广告风气。当然，这种广告虽然发展到后来，虽然陈词滥调不断，但却颇有生命力，一直到现在，都依然被许多广告客户所采用。

# 六、慈善广告

中医自古就强调"医乃仁术"，强调医家要有高尚的道德情操，要有普救众生的信念，因此，历代名医扶危济困的事迹层出不穷。近代的上海中医界，不论医师个人或团体，对于各项慈善事业都非常热心参与，特别是在发挥行业优势，进行医药慈善方面，均十分活跃。许多医师在执业过程中，素来有着"贫病不计诊费"的传统。如沪上名中医张镶云虽然门诊取费 2 角，但有人只给几个铜元，他也一样替他们看病（陈存仁《银元时代生活史》）。又如丁甘仁乐善好施，对病者不论贫富，一视同仁，尤其是劳苦大众前来求诊，常免收诊金，甚至赠送药物。他热心于公共福利事业，有时将自己所得诊金尽助学校、医院及慈善机构，如免费就医给药，以及施粥饭、施棉衣、办义学、兴养老院、育婴堂等。

在当时的各路媒体之中，与中医界施诊给药、救济贫病等医药慈善活动相关的广告屡见不鲜。如《申报》1920 年 7 月 20 日刊登《浦东中西医院定期开诊》的广告："浦东老白渡镇口关帝庙，由医学研究所设立中西医院，以济贫病而防时疫现已请定中西各科医生准备一切器具药水，择于旧历六月初一开会，稗报病者及即医治，不致传染"。又如《申报》1929 年 7 月 16 日刊登《四名医联合施诊》广告："四名医联合施诊本市卫生局登记医生冯小琴，悬壶二十载，活人无数。特联合朱惜民、傅道南、马琴苏三君合组暑期施诊处于北山西路，分班全日施诊，诊金不收。朱君等在沪行医有年，领有卫生局医生执照，此番慨允纯尽义务，热肠古道，诚足风矣。"又如《申报》1931 年 8 月 31 日刊登《上海王元道国药号营业收入连本助赈启事》（图 18），介绍将于 9 月 2 日的主要营业收入全部捐给慈善机构。再如《申报》1934 年 9 月 7 日刊登《贫病注意施诊给药》，介绍"国医吴克潜受慈善家许世英诸先生之嘱托，定于今日起送诊给药"。当然，这些施诊广告中不排除有些含有宣传自身的目的，但客观上确实也起到了救助贫病的效果，部分贫民患者因此得到免费或低廉的治疗，减轻或解除了病患之痛。

个人的力量毕竟有限，医药行业团体组织在近代医药慈善中日益扮演者重要的作用。比如"一·二八"事变后，中华国医学会由何佩瑜执笔《本会筹赈上海兵灾难民议决案》，通告沪上业界同仁："本会国医团体，时存利济人群；对此兵灾惨

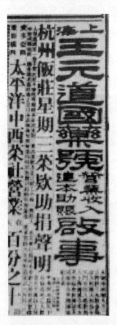

图 18　1931 年王元道国号慈善广告

祸，能无凄楚酸辛；自应起而筹赈，稍尽绵力一分……成裘由于集腋，振起博爱精神；汇交东华汇赈，祝福同业诸君。"

从近代医药慈善广告中还可以看出，医家的慈善行为正从个人行为逐渐发展到了越来越多的行业团体或学术团体的集体行为，这与民国时期医师群体专业程度的不断提高，专业团体不断出现有着密切的关系。例如上海国医公会除了督促各会员平时注意救助贫病外，还公开在报刊上公布中医界在上海开设或参与的施诊处所，计有如仁济堂、广益中医院、谦益伤科医院、沪北广益中医院、广益善堂、沪南神州医院、福履医院、博济善会、广仁善堂、至圣善院、位中善堂、一善社、联义善会、元济善院、粤商医院、中国医院、华隆中医院、潮州和济医院、四明医院等数十处，讲明地址、时间及施诊办法，以方便贫民就医。显然，这种团体性的慈善行为比之前的中医个人慈善施诊具有更大的影响力。

近代医药广告内容五花八门，除了上述简单列举之外，还有许多类别，如官方发布的医药相关的法规训令、医书广告、期刊广告、征求病情启示等，不一而足，这里就不一一列举了。

# 中药老字号的广告经

在许多人的心里，老字号代表的是信誉与质量的保证，而中药店老字号当然是中药材行业的翘楚，能被冠以老字号美名的都是历史悠久、信誉卓著的店铺。

　　近代上海的中药销售市场非常活跃，中药店铺林立，中药店铺的数量和中药业的繁荣在全国均居于领先的地位。其中以老字号的"四大户"与"八大家"盛誉海内外：蔡同德堂、胡庆余堂、童涵春堂与雷允上药业合称为当时的"上海四大户"；郁良心、奚良济、姜衍泽、王大吉、姚泰山、叶树德、叶天德、苏存德被称为"沪上八大家"。还有影响至今的徐重道、李众胜、冯存仁、虎标永安等中药老字号，都曾经在近代上海中药店的发展史上，留下浓墨重彩的篇章。在这些店铺中，有些是在上海土生土长，如童涵春；有些则是创始于外地，有一定成绩后挺进上海滩，最终站稳脚跟，扬名立万的，如蔡同德堂药店原在汉口开设，后迁至上海；创设于苏州的雷允上诵芬堂药铺，到上海后集资开设了上海雷允上药店；创立于杭州的胡庆余堂雪记国药号，于1914年在上海开设分店。还有一些外地的中药店虽然不在上海设立分店，但也会在上海本地中药店进行寄售。这倒正好符合了"海纳百川"的海派中医的文化精神。

　　事实上，传统药号经营种类大体相似，均以丸散膏丹、参茸燕桂、露水药酒等为主，企业文化与经营传统均一脉相承，但是作为竞争激烈的中药经营行业的成功者，除了其主打产品质量上佳、配方精到之外，这些药铺成功的广告营销策略也起到了非常重要的作用。上述这些中药老字号在成立、发展、拓展业务的过程中，不可避免地都有着大量有意无意的广告行为。事实上，这些老字号之所以能在市民心中树立起信誉，也都与其长期、持续地维护品牌形象，通过各种广告方式进行品牌宣传有着密切的关系。

我们不妨选择近代上海最有代表性的"四大户"——蔡同德堂、胡庆余堂、童涵春堂与雷允上四家老字号中药店，来看看在近代的上海，这些店铺在日常经营当中是如何进行广告宣传的。

# 一、蔡同德

蔡同德堂创始于清光绪八年（1882年），由宁波布商蔡鸿仪从汉口迁来上海，是国内开业最早、规模最大的中华中药老字号。药店以道地药材，精制饮片、参茸银耳、丸散膏丹、胶露药酒饮誉海内外，尤素以补膏补酒见长，虎骨木瓜酒、洞天长春膏等都中外闻名，在业界有很高的知名度。

蔡同德的店铺名称来源于《尚书·泰誓》中"同心同德"，再冠以创办人的蔡姓，故取店名为蔡同德堂。蔡鸿仪具有敏锐的广告意识，十分重视广告的宣传效果（图19），他在蔡同德开业时特意在《申报》上刊登了蔡同德堂开业的广告，这在当时的华商中还不多见，当时的广告内容如下。

本堂自购各省道地药材，精制门市饮片，虔制丸、散，发兑野山、高丽人参，采购暹罗官燕、关东毛角鹿茸，增卖各种灵验膏丹，杜煎虎、鹿、龟、驴诸胶，四时沙甏、花露、神效药酒，按方修合，虔诚炮制。凡仕商赐顾者，须认明上海北市路抛球场后、坐西朝东石库门内，寿星为记便是。今择九月初八

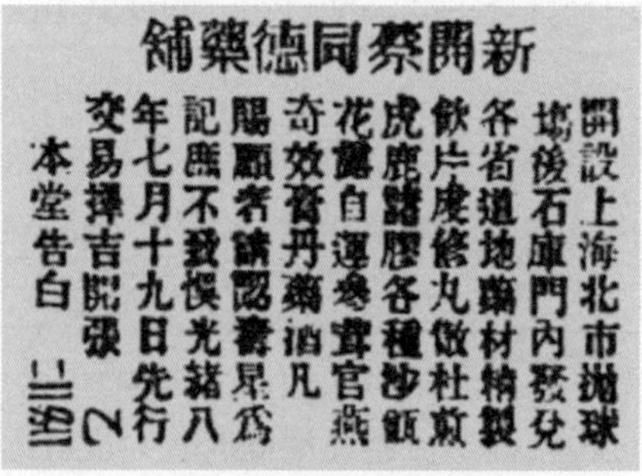

图19 蔡同德在《申报》上的开业广告

日开业，特此布闻。（《申报》1882 年 9 月 1 日）

这则广告不长，但内容却很丰富，既交代了药店的地址、开业时间、主要经营品种等，还表明了店家经营的理念，并特意强调了蔡同德的标志——"寿星为记"，体现了极强的商标意识。这个"寿星"标志，据说也是重金聘请当时的名画家吴道之重绘的"鹿鹤寿星"图，并高高悬挂在店堂正中。这张刻有梅花鹿、白仙鹤、皓发童颜的老寿星、药葫芦和预示长寿的蟠桃，组成一幅精妙绝伦的图案。

蔡同德堂开张之际，不但在报纸上刊登广告，还在现场散发了大量铜版雕制印刷的绘有"鹿鹤寿星"图案的小广告（图 20）。由于蔡同德堂开设在旧上海抛球场北侧（即今河南中路近南京路口），是坐西朝东，前后五进典型的石库门房子，是传统的前店后工场中药店模式：前面出售人参鹿茸、丸散膏丹、胶露药酒和饮片配方，后面则切制饮片、炮制药酒、煎膏熬药。

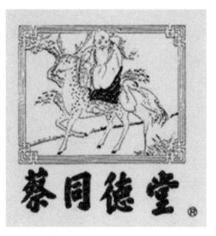

图 20　蔡同德"鹿鹤寿星"标志

由于蔡同德门面富有特色，所以在当时有"高高墙头寿星记，前店后场同德堂""新开同德堂，高高墙头像祠堂"的说法，附近居民纷纷前来参观，奔走相告。

从蔡同德开业的一系列广告手段来看，其处处都在强调"鹿鹤寿星"的标志，并成功地把它与蔡同德紧密联系在了一起。1932 年 10 月蔡氏后人蔡和霄申请核准注册商标，也正是"鹿鹤寿星"图，至今仍是蔡同德堂的注册商标之一。随着鹿鹤寿星商标的注册成功，蔡同德堂更是名声在外，市民和外地顾客也认准了这"鹿鹤寿星"图的标志。"鹤鹿寿星"图在当时成为上海人非常熟悉的品牌图标，并由此确立了蔡同德堂的身份、起点、信誉和地位。之后蔡同德的生意更加兴旺、业务不断壮大，成功跻身于上海滩中药四大户之一（图 21）。

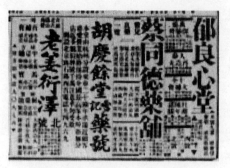

图21 1939年蔡同德、胡庆余广告

除了利用新式的广告形式，同其他老字号中药店一样，蔡同德也非常注重传统的广告方式。例如在店当中悬挂着李鸿章题写的"蔡同德堂"牌匾。据传，晚清重臣李鸿章，曾有一小妾患有哮喘病。每到冬天便咳喘不止，虽然遍请良医，却久治无效。后来服用了蔡同德堂的人参蛤蚧膏后病情明显好转，苍白的脸上又恢复了红润。李鸿章喜出望外，故题字赐匾。由于李鸿章在当时的显赫地位，该牌匾由此成为了蔡同德堂最好的广告宣传方式。

# 二、雷允上

雷允上是国家首批中华老字号，在民国时素有"南有雷允上，北有同仁堂"之说，其六神丸、诸葛行军散、八宝红灵丹、犀黄醒消丸、资金丹等在民间有着很高的知名度。

雷允上药店历史悠久，原于1734年在苏州创立，在乾隆二十四年（1759）的贡品《姑苏繁华图》中，已经收入了雷允上诵芬堂药铺。1860年，太平天国进攻苏州，雷氏家族将店迁至上海，并于1862年集资在民国路兴圣街口（今人民路近新北门），开设了上海第一家"雷诵芬堂申号"药铺（当时称"南号"）。后雷氏家族重返苏州，在原址重新开设了"诵芬堂"药铺，但上海的"雷诵芬堂申号"药铺仍旧保留，由此形成了以苏州为总号，上海为分号的雷允上诵芬堂药铺局面。

雷允上非常重视广告的宣传作用，特别具有很强的专利产品意识，这在其最有特色的产品之一——六神丸上有着鲜明的体现（图22）。六神丸系以六味名贵中药配制而成，能清凉解毒，消炎止痛，服后六神皆安，所以名为"六神丸"。六神丸曾远销日本、东南亚一带，被视为"神药"。据说当时国人下南洋谋生，或者赴西方留学多会带上一些雷允上的六神丸，以备不测之需。但六神丸并非雷大升首创，而是另有来历。当雷氏在上海开设申号时，雷家后人雷滋蕃在小东门方派路独自开了一家小药店，名"雷桐君堂"，经营少量自产成药。当时，雷滋蕃拥有一张六神秘方，是父亲雷子纯所传。雷滋蕃当时用这张处方，在苏州通和坊老家由妻女手工制药，带到上海销售，定名为"雷滋蕃牌六神丸"。虽然产品效果很好，但由于是自己所制，并未打上雷允上的招牌，因此开始时乏人问津。为了更好地宣传这一产品，雷滋蕃撰写了许多小纸片广告，张贴在上海街巷墙面及电线杆上。就这样，通过持续不断地宣传，终于引来不少顾客，打开了销

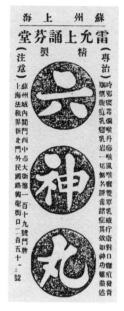

图22 六神丸广告

售局面，并成为市面上同类中成药中的畅销品种。1902年，雷诵芬堂申号经营得法、业务大扩展时，各房子孙认为"六神丸"应由祖业雷诵芬堂经营，不能让一房独得利益。雷滋蕃则声称"六神丸"系外来处方，并非雷氏祖传，各房无权干涉。后经协商，各房孙辈承认这一事实，经合议，出资现大洋一万块一次性买断"六神丸"生产经营权，并立笔据，由两家至亲监证为凭。专利权买断后，"雷滋蕃牌六神丸"商标随即取消，原供货渠道一律中止，"雷桐君堂"关闭歇业，两名职工由诵芬堂申号吸收。从此之后，"六神丸"成为雷诵芬堂的专利产品，畅销海内外。

雷允上的六神丸在宣传上非常重视现代广告的运营方式，当时沪杭铁路、沪宁铁路等铁路沿线的许多房屋的墙体上都印有"雷允上六神丸"等产品的广告。雷允上还制作了当时不多见的"雷允上六神丸"的大型电动灯光广告，竖立在最热闹的南京路西藏路口华懋饭店一侧的楼顶上，十分醒目，吸引了很多关注的目光。1937年，抗日战争全面爆发，日军侵占上海，雷氏族人带领伙计们再次避难，在租界租用上海静安寺路719号（即今南京西路719号）开设了上海第三家雷允上药店（当时称"北

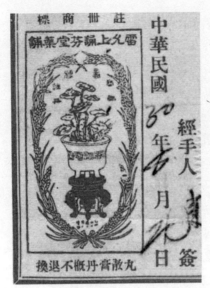

图23　雷允上发票

号支店")。当时来租界内避难的人多，所以药店生意兴隆，经营不久便重新装修。并特意制作了高约6米的"雷允上阿胶丹丸""雷允上精选正药"等金字招牌，挂在药店门面的东西两侧，店堂里外饰以霓虹灯，招揽顾客。随着雷允上药店北号支店声誉日高，顾客中还包括了许多来自南洋、日本、欧美等地的外国人，因此雷允上还用英文、日文制作铭牌悬挂在橱窗玻璃之上，以方便顾客挑选。另外，为了方便顾客，在20世纪30年代，雷允上就设计了邮寄业务、电话订货、接方送药等服务项目。

雷允上药店具有很强的商标意识，民国十七年，雷允上诵芬堂依法收执"九芝图"商标注册证书，"九芝图"商标成为我国最早的注册商标之一（图23）。由于雷允上的六神丸、痧药蟾酥丸、诸葛行军散等药效好，20世纪20～30年代，曾有日本商人及日本领事曾多次对雷允上威逼利诱，企图获得雷允上六神丸的秘方，但均遭拒绝。六神丸引来不少海内外商家的眼红甚至仿冒。有些国外的假冒商家居然将雷允上传人的照片用作商标，用在假冒的所谓"六神丸"上。为了杜绝假冒产品，雷允上药店一方面长期、持续地通过各种方式刊登防止假冒声明，提醒消费者认清品牌（图24）；另一方面不断改进产品的包装和仿单，让假冒的难度和成本增加。特别值得一提的是六神丸包装瓶的防伪设计：一般的瓶盖都是逆时针方向旋开，而六神丸包装瓶的防伪设计却相反，逆时针方向反而越旋越紧。

此外，雷允上还非常注重名人的广告效应，如民国时期蒋介石、张学良、于右任等政要名流服用了雷允上中成药之后，因感药效卓著，都专门为雷允上题词赠匾，盛赞有加。雷允上药铺将这些名人政要的题词牌匾统统高悬店堂中，无疑成为了引人注目的活广告（图25、图26、图27）。

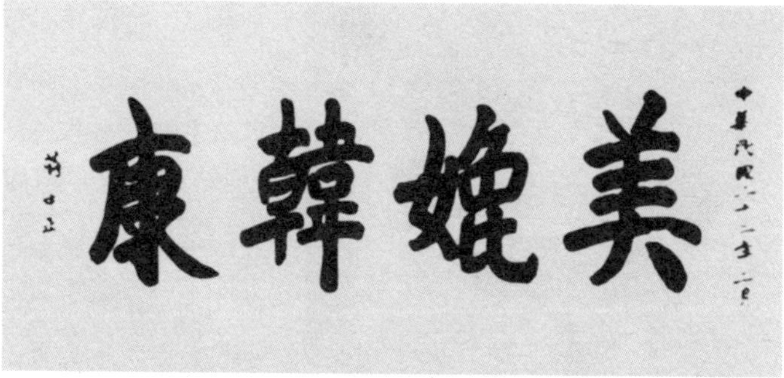

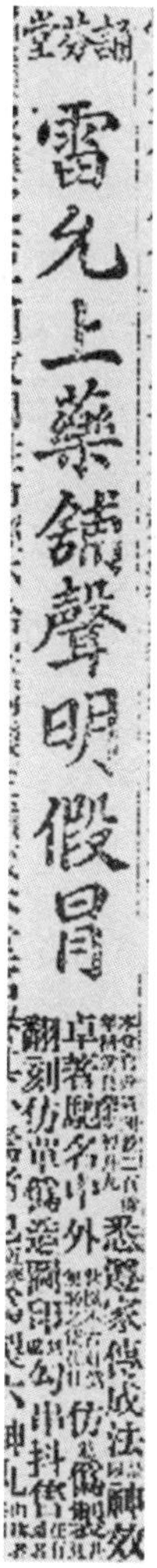

雷允上药铺声明、假冒

卓著驰名中外，悉遵家传成法，神效……翻刻仿单差误印花幻造半抖誊……

图24 雷允上
声明假冒

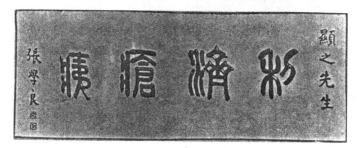

图25 民国二十二年二月蒋介石为雷允上题词

图26 张学良为雷允上题词

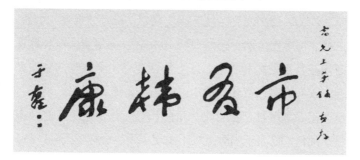

图27 于右任为雷允上题词

## 三、童涵春

　　童涵春堂国药店始创于清朝乾隆四十八年（1783 年），是一家名副其实的上海土生土长的百年老店。童涵春堂的前身是一家名为"竺涵春"的

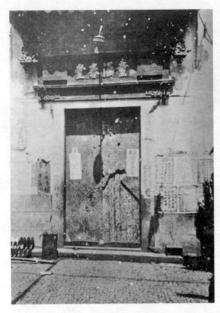

图28　童涵春堂旧址

小药铺，坐落在小东门。后因经营不善，乃将"竺涵春"店产全部出盘给宁波人童善长（药材批发商），遂将店名改为童涵春堂国药号，二百多年来长盛不衰，被消费者誉为"金字招牌"，跻身于上海国药业四大户之一（图28）。

童涵春格外注重相关的药物产品在老百姓心中的口碑，所以对于产品的质量精益求精。所炮制加工的饮片药材，如半夏、附片、槟榔、肉苁蓉、制首乌等，具有传统特色，用料讲究，加工精细，素有"童薄片"之美誉。

尤其是饮片刀工堪称一绝，一粒蚕豆大的灼半夏，可以切成一百多片，厚薄均匀，透明光亮，技艺确实高超，被夸"半夏如蝉翼，附子飞上天，玄胡、郁金像金箔，槟榔要切108片"。童涵春所制作的饮片和成药，逐渐销往香港地区和越南、印度尼西亚。由于这些药品质高形美，深受欢迎，人们习惯在童涵春堂生产的药品名称前面冠以"童"字，如童半夏、童胆星、童厚朴、童首乌、童阿胶等，售价也比其他同类品种高出数成甚至翻倍，以至于当时市场上出现了不少冒称童氏的产品。

童涵春富有品牌意识，且药品广告策略丰富多样。其中"童涵春堂"牌匾系为光绪初年，托人以数百两纹银为润笔，特请书法名家书写，并请能工巧匠制成金底黑字堂匾，高悬于店堂中。童涵春堂为维护产品声誉，还特绘"涵春"牌商标图案，在国内外注册后，并通过报刊等广告形式不时提醒消费者谨防假冒产品。在1906年4月间，童涵春堂就在《申报》上连续8次刊登了《上海童涵春堂声明》广告，强调自己并无分号；1914年11、12月又连续十几次刊登了《上海童涵春堂药铺声明只此一家并无分出》的声明（图29）。类似声明一直持续到40年代。这当然有一定的营销策略上的考虑在内，既起到了提醒消费者的作用，同时也等于是在为自己的药店名声进行宣传。

另外，童涵春堂在慈善方面亦出力不少。据陈存仁在《抗战时代生活史》回忆，抗战时期，他新辟了一处专住病婴的医疗室，用来隔离疾病的传染，所需的中药皆由童涵春药店免费供应。值得一提的还有童善长的曾孙童祥权，其中年后特别注重慈善活动，尤其关心家乡公益，看到本乡农村有贫困儿童失学，欣然独自出资规银 2.8 万两（每两规银折合银元 1.4 元），开设童氏私塾，后改称龙江小学，最后又改名为童家小学。购进学田 300 亩，作为基金，所得收入作为办学费。他对本乡丧失劳动力生活无着的孤老，每年施给一定数量的粮谷。并在本乡周围方圆 10 里之内造桥、铺路、修凉亭……显然，这些慈善行为也在无形中为这家老字号药铺树立起了不错的形象，赢得了良好的口碑。

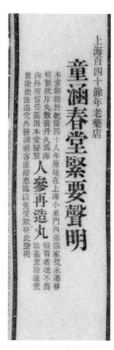

图 29　童涵春广告

# 四、胡庆余

胡庆余堂系清末"红顶商人"胡雪岩 1874 年在杭州创办，1914 年起在上海开设分号，建成上海胡庆余堂国药号，并以"雪记"为商标，与蔡同德堂、童涵春堂、雷允上诵芬堂并称为上海国药业四强。

胡庆余堂也非常注重形象宣传，事实上，其在杭州的店铺本身便极具特色，恢宏的建筑，辉煌的大厅，精湛的雕刻，让每一个看到的人都印象深刻。其建筑风格十分独特，把传统的园林建筑和庙堂式建筑融合在一起，既有飞檐楼阁，又有江南园林，里面装饰雕梁画，古色古香，又清雅别致。特别是整个建筑的形制从远处看来宛如一只仙鹤，众所周知，仙鹤在民俗中寓有"长寿"之意。后来胡庆余堂在上海开设分号时，也延续了这一风格，按杭州胡庆余堂的格局仿建，新建了一座坐北

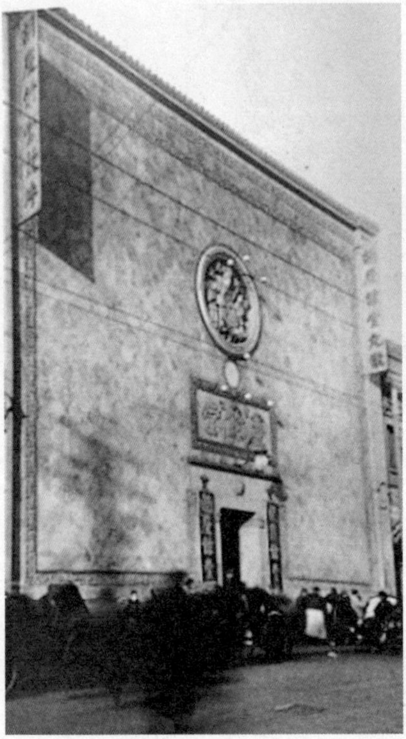

朝南，宏伟壮丽，雕梁画栋，富丽堂皇，看上去古色古香的高大石库门建筑，后来还又翻起了四个楼面（图30）。

胡庆余堂之所以不惜重金建起如此宏伟的建筑，当然有自己的考虑：一方面是借以表明自己的雄厚实力；另一方面当时的上海崇尚浮华，宏伟建筑容易引发人们的注意，不啻是在给自己打广告。胡庆余堂果然达到了想要的广告效果，上海分店开张后声名远扬，随之业务大佳，特别是初一、月半及冬令进补之时，业绩更好，每天营业额最高时达1万～2万元，不久便跻身成为上海国药业四强之列。

图30　胡庆余堂

为了更好地宣传店铺，体现正宗国粹，道地药材，上海的胡庆余堂还仿效杭州胡庆余堂游街杀鹿、现场杀鹿配制全鹿丸的做法。制作前会提前广为发布"活鹿广告"，并请专人选择黄道吉日。配制当日，药店的伙计穿着统一的号衣，抬着梅花鹿，扛着写有"本堂谨择某月某日黄道良辰虔诚修合大补全鹿丸，胡庆余堂雪记主人启"的广告牌。店员敲锣打鼓游街一圈，然后在店门前焚香，当众宰杀活鹿，以示货真无诈。并当场剥皮去毛，剖膛取出五脏，洗净后，将鹿的骨、肉、血，与事先准备好的当归、玉桂、补骨脂等粉末拌和，当场春碎，加热烙干、研成药粉，再制成丸剂……制作全过程让围观群众亲眼目睹，从而传至街头巷尾做了义务宣传员，招徕四方顾客前来购买。由此使得"全鹿丸"声誉越来越高，销路与日俱增，十分火爆。

和其他中药老店铺相似，胡庆余堂里也高悬诸多牌匾，创业伊始，胡雪岩即在营业大厅门楣上镌刻上"是乃仁术"四个大字，大厅内高悬"真不二价"金字匾额，还有著名的字面朝里的"戒欺"牌匾……以及路人皆知的"金锅银铲"等，都充分体现了胡庆余的经营才干和商业目光，这些都已在市井中口耳相传，成为胡庆余堂最好的广告词。

胡庆余堂也是各类报刊广告栏目的常客，但是其在报纸上刊登的广告，不同于其他医药类的广告会不时依据药物疗效不同而绘制相应的图片，进行形象的宣传，而是直接采用特殊字体设计过的"胡庆余堂"四个字作为品牌标识来进行宣传（图31）。这其中的原因不难理解，对于胡庆余堂这类产品种类繁

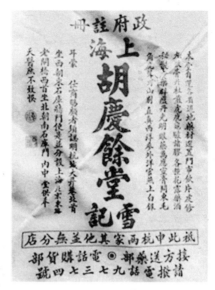

图31　胡庆余堂报刊广告

多、药效显著的老字号大药铺而言，直接宣传药房知名度比宣传某一类药品广告效果更加显著。因此，即使在具体对某种药品进行广告宣传时，也都始终围绕着"胡庆余堂"这块牌子进行，这也体现了老字号注重品牌整体形象的广告理念。

## 五、老字号药店广告策略的启示

近代的上海，中药店铺面临的不只是同行间的竞争，还有西药的虎视眈眈。以"四大户""八大家"为代表的上海中药店铺之所以能脱颖而出，自然有其独到之处。究其成功的原因是多方面，核心当然是产品过硬，注重药材的质量和加工炮制工艺，但是在广告宣传方面的成功经验同样也值得借鉴。

首先是注重品牌形象的稳定。所谓品牌形象是指企业或其某个品牌在市场上、在社会公众心中所表现出的个性特征，它体现公众特别是消费者对品牌的评价与认知。品牌形象包括品名、包装、图案广告设计

等。就拿上述这些老字号药店来说，提到蔡同德，人们就会想到其"寿星图"，看到雷允上就想到"九芝图"等，这些都是其品牌形象不可分割的组成部分。品牌形象的稳定对于老字号而言十分重要，特别是对于有着根深蒂固传统文化情节的国人而言，人们总会倾向于相信百年老店的信誉与可靠性。从这一点来看，老字号药店的广告宣传策略无疑是成功的，各个药店的品牌形象定位从创业以来基本上就没有进行过大的改动，不论是经营理念，还是营销方式都数十年如一日，品牌形象随着岁月的流逝逐渐深入人心，真正成为了百年老店，培育出了大批忠诚的消费者。

其次是具有商标意识。虽然商标注册是近代才开始的制度，但是老字号中药店大都很有商标意识。不但在广告中反复突出商标，让消费者牢牢记住了品牌的特征。而且另一方面还积极申请注册自己的商标保护品牌。如 1932 年 10 月，蔡氏后人蔡和霄申请核准注册的商标"鹿鹤寿星"图，至今仍是蔡同德堂的注册商标之一；又如童涵春特意在国内外注册"涵春"牌商标图案等。在近代商业社会中，商标的重要性不言而喻。商标一旦注册之后，便成为商品的专属，商品质量好的话，得到众人的信赖，便会认定商标再次选用。如果没有商标，则商品的出处、品质等均难以认定。此外，对于市场上形形色色的假冒产品的"李鬼"，老字号药店大都一方面强化自己产品的包装特色，同时还会积极主动通过各种广告方式进行澄清，向广大顾客进行说明，防止假冒。

再次是围绕着核心产品进行宣传。事实上，传统中药店的经营范围大体是相近的，无非丸散膏丹、参茸燕桂之类。但是这些知名的中药店铺大都悉心搜集古方、秘方，能够在博采众长的基础上，自创品牌产品。因此，但凡中药老字号每一个都有自己的拳头产品，有些甚至是系列产品。而且在制作广告时也有意识地突出对核心拳头产品的宣传，以至于人们一想到购买某样产品，都会马上想到相应的老字号，可见口碑和声誉对于老字号药铺而言，确实有着其他方式不可比拟的广告效果。比如童涵春的六神丸、蔡同德的虎骨木瓜酒、洞天长春膏、虎标永安堂的"万金油"、李众胜堂的保济丸等，都是各中药店铺精心打造的精品，不但在沪上百姓中口碑甚好，还远销各地，甚至名扬海外。

再次，在保持传统的同时，更注重创新。虽然是老字号，经营的又是传统的中药，但是在广告宣传上在保持传统，强调"祖传秘方"的同时，也能够随着社会的变化选择传播效果更好的媒介。如徐重道药店首创"代客煎药"业务，把饮片分两次煎成汁，将"头汁""二汁"分别灌入特质的小型保温瓶，由送药员骑着自行车挨户送到病人家中。店中三十多名送药员一律身穿印有"徐重道"招牌的背心，在全市的大街小巷中穿行，成了一个个移动的"广告"。又比如，近代报刊是当时最新型的传媒方式，属于新生事物，开始在上面进行广告宣传的多是外商，很少有华商涉足。而蔡同德早在1882年开业时，便已在《申报》上刊登广告进行宣传，这在当时而言，已属于新生事物了。事实上，翻阅近代上海地区的报刊，各家老字号药店的广告数量未必最多，但却属于各类报刊最稳定、延续性最好的一类客户。

最后一点，各家老字号药店都很注重慈善事业。慈善既是施行善事，同时对于企业而言，也是一种最好的品牌形象的维护与宣传。各家老字号都非常注重慈善，特别是在医药慈善方面，都是善举不断。例如暑热天流行病多发，胡庆余堂会免费供应清凉解毒的中草药汤和各种痧药……类似的这些慈善行为，都在无形中树立起乐善好施的良好社会形象，让消费者对该药店及品牌产生极佳的印象和感情，赢得了声誉与口碑。

总体来看，近代发展过程中，上海地区老字号药店的广告策略基本上是以传统为主，在求稳的同时注意创新，秉承了与时俱进的鲜明态度，这既与其所经营的中医药文化属性相合，也更符合国人对于传统中药行业的想象与期许。

# 长袖善舞

## ——海上名医广告趣事

上海自 19 世纪中叶开埠以来，"海纳百川，五方杂处"，曾一度成为内地中医名家的荟萃之所，可谓名医荟萃、流派纷繁。据不完全统计，在上海曾经有数十个医学流派的医家在此行医问诊，涉及内、外、妇、儿、针、推、伤等各个领域。虽然在上海执业的中医很多，但无论是就诊的人数，还是医生的生活状态，中医和中医之间是大相径庭的。有的只能到药店坐堂，或者自己开个小诊所，而勉强维持生活；但是名医诊所却是门庭若市，每天应诊要排队，而且他们轻易不出诊，诊金也很贵，生活水准也远超一般人。

　　近代上海是一个纸醉金迷的商业城市，对一个初出茅庐、尚未成名的医师来说，一开始的执业历程相当艰难。"若无三年粮，勿可做医生"的谚语绝对是中医行业执业经历的经验之谈。哪怕是身怀绝学，想要在这里站稳脚跟也并非容易之事。虽然一些人后来成为了名医，特别是一些外来的医家，刚到上海时都曾有过艰难度日的经历。如陈存仁在《银元时代生活史》中回忆其开诊之初，也是一连十几天连吃"大鸭蛋"，直到三友实业社请他做常年医生，他的状况才有所好转。但即便如此，"开始仍有一段很难受的过程，初时来看病的都是贫苦阶层中人，如司机、看门人，以及店员等。由于这些人的重病看好了，才引起车主、业主、店主的重视。待到再看好他们主人的重病，又影响到资富阶层，于是门诊进入正常阶段"。

　　因此，传统的"酒香不怕巷子深"的经验之谈在这座人口众多，地域较广的大城市上海并不一定完全适用。当时的医家多多少少、有意无意都曾与广告打过交道，特别是近代上海的名医，许多人都极善于运用广告，留下了许多与广告相关的轶事趣闻。

# 一、海上名医为国医周刊广告助阵

1939年1月13日，《申报》上出现了一个新的副刊——《国医与食养》，同年7月7日结束，这之中除了6月9、16、23日曾经中断三期外，每周一次，共出版了23期（图32）。

说起《申报》的副刊，并不是什么新鲜事，自从20世纪30年代初《申报》进行大规模革新之后，在《申报》上出现过的医药副刊陆陆续续有20种以上，时间有长有短，长者数年，短者旬月之间，但多数均以宣传现代医学卫生知识为主，如《申报医药周刊》《医药专刊》《卫生周刊》《新医与新药》《卫生医刊》《医学特刊》《肺病特刊》《医学讲座》《卫生医药》《康乐特刊》等，但是像《国医与食养》这样以传播中医药知识为主的副刊可谓屈指可数。

无疑，创办《国医与食养》副刊的出发点是基于当时西方医药卫生知识盛行、中医药业生存环境日益艰难的现实情况，为了引发大众关注，

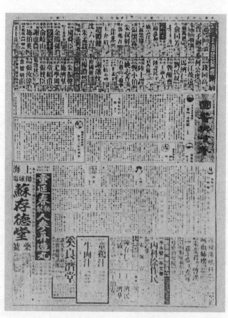

图32 《国医与食养》周刊

宣传与弘扬中医知识而产生，这也就决定了其作者大都来自中医界，上面所刊登的内容也都是些与中医药知识相关的文章，既有医理的阐发，也有科普知识的介绍，并且内容都很注重与市民生活贴近，文字也尽量通俗有趣，可读性较强。

《国医与食养》副刊的创办得到了当时上海中医药界的大力支持。中医药界的支持一方面来自诸多的名医纷纷提供稿件，从副刊稿件的作者来看，包括陈存仁、张赞臣、刘民叔、

曹炳章、严苍山、秦伯未、丁济华等中医界名家，均多次为其撰稿。诸多名医大家，愿意在诊务繁忙之余，放下名医的身段，为《国医与食养》撰写一些短小通俗的"豆腐块"文章，无疑体现了沪上中医界团结协作的可贵品质。

尤其值得一提的是，各期《国医与食养》同版所刊登的广告全部为中医药相关的广告，有时广告还会出现"上海国医专栏"，刊登的全是在沪上行医的医家的广告。这当然不会是偶然的巧合，而是上海的中医药界在齐心协力表达对于《国医与食养》的支持。因为众所周知，《申报》是商业性报纸，其开办副刊当然有其经济利益的考量在内，而副刊的广告量当然就是重要的指标。因此，众多的海上名医纷纷在副刊上刊登广告，当然是为了确保副刊能够持续地办下去。

《国医与食养》创办之时，上海已然进入特殊的"孤岛时期"。兵荒马乱之际，上海中医界同仁能够团结一致，在有影响力的《申报》上通过主办《国医与食养》副刊的形式，坚持弘扬国医，传播中医药知识，实属不易，对于战时凝聚中医界人心、激励国人都起到了积极的作用。

## 二、众名医为美酒代言

名医为产品代言并不少见，但是能够聚齐诸多名医来为同一款产品打广告，则堪称难得了。

1940年，《申报》刊登了题为"国医界对张裕美酒的评价"的系列广告，每期刊登一位上海名中医的亲笔题词，题词均有名款和钤印，每位名医都不同角度论述葡萄酒和白兰地对健康的益处，称赞张裕美酒的品质。参与者包括丁仲英、秦伯未、陈存仁、夏理彬、陆士谔、张赞臣、朱鹤皋、严苍山、蔡香荪等，皆是当时沪上知名的医家（图33）。

显然，广告主张裕酒业是费了一番心思的，所邀请的名医不但医术高明，其对美酒与健康关系的专业评价显然具有很高的可信度。而且因为要在报上刊登名医的亲笔题词，所以邀请的这些医家大都兼擅

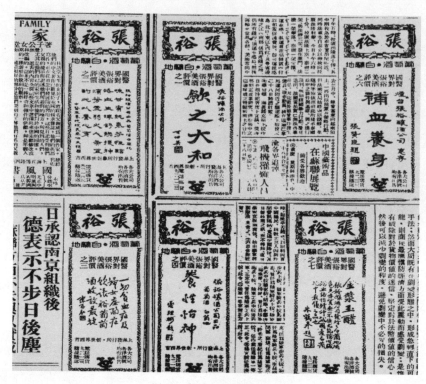

图 33 众名医为葡萄酒代言

书法，在书法领域都有一定的造诣，各有所长，如秦伯未尤擅隶书，严苍山草书飘逸潇洒……因此，这一系列广告不论是形式，还是内容都非常有吸引力：

名医秦伯未的题词第一个出现在系列广告里，1940 年 12 月 1 日的《申报》张裕广告中，秦伯未以娟秀飘逸的隶书题词为："张裕酿酒公司出品葡萄酒、白兰地——味甘质纯，气芳性醇。活血生津，舒络提神。烦劳虚弱之人，专宜酌此以养心身。"1940 年 12 月 3 日，陈存仁以潇洒刚健的行书题词："一切贫血症及妇女虚弱症，饮张裕葡萄酒收效最捷。"1940 年 12 月 6 日的《申报》张裕广告，由出身名医世家的夏理彬题词："张裕酿酒公司出品葡萄酒、白兰地——养性怡神。"1940 年 12 月 9 日的《申报》张裕广告为陆士谔题词："张裕葡萄酒、白兰地——益气补血。"1940 年 12 月 11 日的《申报》张裕广告为张赞臣题词："烟台张裕酿酒公司惠存——补血养身。"1940 年 12 月 13 日的《申报》张裕广告为朱鹤皋题词:"金浆玉醴——张裕酿酒公司发行之白兰地酒,色香味质,无一不佳。尤能强心脏、活血络、怡精神,诚国产白兰地中最优之品也。"1940年12月15日的《申报》张裕广告为严苍山题词:"美哉葡萄,果中之仙;色如水晶,味甘和酸;甘能补脾,酸以养肝;酿而为酒,活血延年。更有杜康(系指烈酒白兰地),名不虚言;性烈味醇,温中散寒;张裕酒造,人人喜欢。"1940年12月17日的《申报》张裕广告中,由蔡香荪题词:"张裕酿酒公司——调营和术。"

民国年间的酒类广告数不胜数,张裕酒业作为创始于1892年的老牌酿酒公司,其所刊布的广告也不胜枚举,但像这样汇集了众多擅长书法的名医的广告,恐怕是独一无二的,堪称中医界与酿酒业共同铸成的一段广告佳话。

# 三、陈存仁

陈存仁(1908—1990),原名陈承沅,出生于上海老城厢一衰落绸缎商人家。曾师从姚公鹤、章太炎等大家。在上海中医专门学校毕业后,师从名中医丁甘仁、丁仲英父子。1929年起在山东路自设诊所,独立行医,成为民国时期闻名国内的上海名中医。胡适、杜月笙、张学良、戴笠……这些旧上海声名赫赫的大人物,都曾是陈存仁的病人。陈存仁素有"医界才子"之称,擅长交际,十分活跃,1929年中医界反对国民党当局的废止中医案中,陈存仁即被推为五个请愿代表之一。

陈存仁思路活跃,非常重视各种广告的宣传效果,也很擅长运用各类广告。在上海当时的知名报刊上,经常会有他的消息和所刊登的相关广告(图34)。如《申报》1928年5月15日刊登《中医陈存仁应诊》广告所云:

中医陈存仁君,为名医丁仲英君之高足,医学精湛,经验宏富,主办《康健报》,提倡中国岐黄之术,极受社会欢迎。现自设诊所于南京

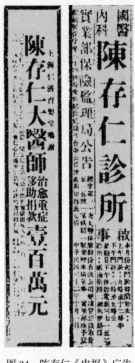

图34 陈存仁《申报》广告

路望平街口柏林纸行二楼，每日上午九时至十二时、下午二时至七时为门诊时间，仅收诊金一元。其诊所中一切设备靡不注重卫生，与西医无异，故求诊者接踵而至。

陈存仁极有经营头脑，非常善于利用广告来推动经营，这在他早年创办报纸时已经显露出来。1928年，陈存仁才20岁，当时他尚未从中医专门学校毕业，即已经创办了国内第一份医药卫生常识方面的报刊——《康健报》，显示了卓越的编辑才能和经营能力。在筹办之初，他以《康健报》准确的读者定位吸引了广告客户，向当时上海知名的医药商家黄楚九等签下了广告合同，每份广告合同"每期广告一格，计费四元，全年五十二期，共计二百元"，共签下八份合同，一年可收1 600元，为《康健报》的经营打下了良好的基础。在编辑思想上，陈存仁针对读者的定位，强调要用通俗的文笔将医学常识写出来。为了保证稿件质量，他请了诸多的名医如丁福保、丁仲英、谢利恒、恽铁樵、俞鸿宾、秦伯未、陆士谔、章次公等来撰稿。为了提高可读性，陈存仁甚至邀请到了当时著名的武侠小说家平江不肖生用写小说的笔调来论述健康。以上如此多的名人为报刊撰稿，无异于为报纸的创办做了最好的广告宣传。

由于准备周全，措施得力，《康健报》大获成功，创刊号零售就达到14 000份，吸引了大量常年订户。陈存仁又在上海发行量最大的《新闻报》和《申报》做广告进行宣传，吸引到了大量外埠订户，甚至于连遥远的西北都有订户来信。

1948年，陈存仁离开上海来到香港。虽然在上海他是医界名人，但在香港却人生地不熟，为了宣传自己，他在当时香港销路最大的《星岛晚报》上开辟了一个专栏"津津有味谭"，专门谈吃论喝，倡导药膳。陈存仁的这个专栏，一写就是20年，天天一篇，一年365天，从不间断。为了取得更好的宣传效果，他特地同《星岛晚报》报社作了交涉，主动放弃了一切稿酬，但要求文章刊登的版面位置不能变更。持续不断的固定位置的专栏，当然也是一种很好的广告宣传手段。很快，全香港都知道有这样一位精通中医养生之道的名医陈存仁了，这样，陈存仁在香港很快变得家喻户晓了。比起同时期由上海前往香港的一些名医，由于人生地不熟，由从前上海的门庭若市，到香港后一下子变得乏人问津，陈存仁善于利用广告效应使得自己很快在香港立足，其能力确实令人折服。

# 四、丁甘仁

丁甘仁（1866—1926），名泽周，江苏武进孟河人，近代著名中医学家。先行医于苏州等地，后徙至上海开设诊所，声誉日渐隆升。毕生致力于中医事业，特别是1917年创办上海中医专门学校，两年后又创办女子中医专门学校，培养中医人才，成绩卓著，是近代医学史上的标志性人物之一。

身为近代知名的沪上名医，丁甘仁的大名常见诸报端，有时是新闻报道中涉及，有时则是在各类广告当中。由于他医名极盛，当时不少报纸上，许多药房都挂着丁甘仁的大名来刊登售卖各类药物的广告，有些或是丁甘仁自制的配方，有些或是得到丁甘仁的几句溢美之词，产品都能身价倍增，得到顾客的信赖（图35）。

从丁甘仁自身而言，也很重视广告宣传的作用，他自己也亲自刊登过不少广告。有些是关于个人出诊或者诊所搬迁的声明，如1912年2月，他连续在《申报》头版刊登广告，声明："孟河丁甘仁迁寓珊

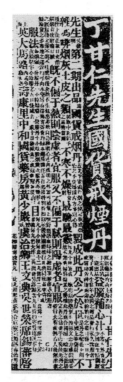

图35　丁甘仁国货戒烟丹广告

家园人和里，次子仲英仍在四马路中和里，门诊出诊均照常时。"有时则是受人之托，为新到上海的医生美言，如 1912 年 1 月 23 日，《申报》上刊登了以他与夏应堂、徐子才等名医共同刊登的广告《介绍良医沈仲芳幼科专家留沪》，为来自常州的儿科医生沈仲芳美言。还有的则是筹办各类医药团体所发布的各类广告，如 1913 年 3 月，为了筹办神州医药总会，担任临时主任的丁甘仁和余伯陶等人连续在《申报》刊登了《筹办神州医药总会通告》，介绍团体成立宗旨、筹办情况、开会时间、地点等。在丁甘仁创办学校的过程中，为了吸引生源，扩大学校影响力，诸多事宜都会刊登广告进行大力宣传。如 1916 年 7 月 2 日至 15 日、7 月 28 日至 8 月 7 日，丁甘仁在《申报》上连续刊登《上海中医专门学校招生广告》：

> 本校系奉教育、内务两部批准以昌明医学，以保存国粹为宗旨，并敦请中医名家谢利恒先生为校长。其办法如下。
>
> 学科：预科授医学普通知识，本科授专门学术。毕业：预科二年，本科三年。学额：暂定四十名，此外另设函授科。学费：预科每半年二十四元，本科每半年三十四元，先期预缴。膳宿：每半年二十五元，宿费每半年九元，先期预缴。自备者听。校址：暂设上海白克路珊家园人和里十八号。报名：旧历六月三十日止。随带证金五元，不取退还。资格：年龄自十六岁至廿六岁，以文理清通，书法端正，身家清白，身体健全为合格。考期：旧历七月初一日至初七日止，每日上午八时至十二时。开学：旧历七月十六日。
>
> 总理丁甘仁，协理夏应堂、费访壶同启

这则广告言简而意赅，将学校招生的各方面情况均进行了介绍，并特别标明了学校的创办是经官方批准，这在当时的大环境下诚属难得。招生广告中对于报名资格的规定中，"文理清通，书法端正，身家清白，身体健全"的要求既简单明了，又考虑到了学生的综合素质，即便是放到今天依然不失为理想的标准。值得一提的是，广告中所提到的校址实为丁氏寓所。这既可反映丁甘仁为办校已经倾其所有，同时亦可见在当时的大环境下，创办中医学校的艰难程度。

正是在这些广告的感召下，各地的中医学子纷纷报名，后来被誉为"名医摇篮"的上海中医专门学校顺利开业，迎来了首批学生。这也标志着上海乃至全国有了第一所正式的中医教育专门机构，堪称是中国近代中医教育史上的一个重要里程碑。丁甘仁在发布招生广告的同时，还通过新闻界对外发表了《创办上海中医专门学校丁甘仁宣言书》，详细阐述了他创办这所学校的思想依据、目的宗旨和办学方法。《宣言书》情真意挚，读之感人，表达了作者保存国粹之决心，面对欧风美雨，中医危亡，痛心疾首，要"以悚以惧，惟有争胜，奋起振兴"。

丁甘仁中年已驰名海内，晚年精神矍铄，诊务十分繁忙，但他仍兢兢业业，一丝不苟。他平时教导认真，授徒严格，深获学生与病人的尊敬和爱戴。当年，孙中山先生曾以大总统的名义赠以"博施济众"金字匾额，悬于上海旧白克路人和里诊所大厅，以示表扬。

丁甘仁卒于 1926 年 8 月 6 日，享年 62 岁。作为沪上知名人士，当时报纸上纷纷刊登了丁甘仁去世的相关消息，也有许多生前友好纷纷在报刊上刊登悼念广告，以表哀思之情。如 1926 年 10 月 17 日，《申报》刊登了各团体筹备集体追悼丁甘仁先生的通告——《各团体筹备追悼丁甘仁》：

已故名医丁甘仁，生前热心社会慈善，逝世倏逾两月。现因丁氏家族定期家祭，各团体亦拟筹备追悼，于昨日午后三时在石皮弄沪南广益中医院，开追悼筹备会。到会团体有上海南部一善社、中医专门学校、武丹阴沙义□局、孟河□婴堂、敬老院、通江市常平会、通江市文社、位中善堂、至圣善院、联义善会、仁济堂、广益堂、上海中医学会、江苏全省联合会、上海女子中医专门学校、沪南北广益中医院、孟河同乡会等。议决如下：㈠追悼日期：夏历十月初十日午后二时至五时；㈡地点：六马路仁济善堂，备函商洽；㈢追悼经费由参与各团体分□；㈣办事：分干事文牍庶务经济交际等部，当经到会团体推定；㈤筹备处地点：定沪南广益中医院；㈥公祭定十月初三日上午十一时。素□祭文、到会各团体到时前往登贤里丁宅。议毕散会。

类似的表达哀悼的通告、悼念文告在当时的各家媒体上纷纷刊登，表达了对一代名医的追思之情。参加丁甘仁殡礼者除各界知名人士外，尚有华侨及六个国家公使的代表，在医界众人中，可谓盛况空前了。

# 五、丁福保

在近代活跃于上海的名医之中，丁福保对于广告的重视与善于利用是超出众人的。

丁福保（1874—1952），字仲祜，号畴居士，一号济阳破衲，江苏无锡人。1895 年肄业于江阴南菁书院，次年考取秀才，后随华蘅芳学数学，编撰了《算学书目提要》。鉴于身体多病，改习医学，创办丁氏医院、医学书局，先后编译出版了近 80 种国内外医学书籍，合称《丁氏医学丛书》。1909 年，赴南京督院应医科考试，得最优等内科医士证书。除行医外，并创办了一所医学书局，刊印他自己编著的生理学、医学书籍。丁福保是近代百科全书式的人物，在医学、佛学、文字学、钱币学等学科都取得了令世人瞩目的成就。他一生中所撰写和主持编纂的关于算学、医学、佛学和文史类书刊有两百余种，如《内经通论》《说文解字诂林》《佛学大辞典》《古钱大辞典》等，都堪称是专业领域内的权威著作。

丁福保非常善于利用当时新兴的报刊进行宣传，与其有关的广告内容数不胜数。主要包括如下几方面。

其一，通过报刊广告介绍自己的诊所和出诊信息等。如 1910 年 10 月 18 日和 10 月 20 日，丁福保在《申报》上刊登了《丁福保医例》的广告，对自己诊治的基本情况进行介绍，如诊所所在、价格、出诊时间等。1913 年 12 月 9 日，在《申报》上也刊登《丁福保医例》的广告。

当丁福保长期外出时，还会特意在报纸上刊登广告介绍自己的行程，以便于病家选择诊病时间。如 1910 年 10 月 28 日、10 月 30 日，丁福保以"研究会事务所"的名义在《申报》登文《丁福保先生回沪》介绍丁福保回程日期。又如 1909 年，两江总督端方聘请丁福保为考察日本医学专员。他到日本考察医学设施，并入日本千田医科学校进修了一段时间，由日本返国时，采购了大批的医学书籍，携之以归。回国之后，他随即在《申报》上 1909 年 8 月 20 日、8 月 22 日连续刊登了《丁福保启事》：

> 余于五月中旬奉端督帅盛宫保檄，赴日本考察医院、医学堂、养育院事宜，昨已回沪。仍寓新马路昌寿里八十一号译书公会，恐病家未能周知。特此谨告。医例：门诊一元，出诊五元。

通过启事的形式，丁福保将其回沪的消息广而告之，同时广告中特意告知是奉命考察日本医学云云，也从另一个侧面突出了官方对其的认可。此外，启事中除了上述内容外，还将诸多新刊医书列之于后，也在交代自己行程的同时，对其所编著医书进行了宣传，可谓是一举多得。

其二，在报刊上刊登广告推介相关药物。这类广告有时以其个人名义进行，如 1909 年 10 月 20 日《申报》刊登《丁福保制家庭要药二十种》；1910 年 12 月 4、6 日连续刊登《南洋劝业会超等奖赏丁福保制半夏消痰丸》；1911 年 1 月 4、6 日刊登《南洋劝业会超等奖赏丁福保精制补血丸功效》……有时也以药房的名义进行刊登宣介，如双十药房于 1920 年 12 月 15、16、18 日先后刊登《丁福保医生补血丸》《丁福保医生治咳丸》《丁福保医生吐血药》的广告，对丁福保所制药物进行介绍；又如 1913 年 6 月 11、14、17、21 日中法药房刊登名为《丁福保医生介绍精神丸》的广告。

20 世纪 20～30 年代，位于上海静安寺路的九成制药公司出品有胃特灵良药，丁福保曾以感谢信的形式为该药进行过广告宣传。如在 1929 年 11 月 11 日的《申报》广告中，丁福保的信函手迹异常醒目，是他写给九成制药公司的。

径启者：

贵公司所出之胃特灵，迭经试用，对于急慢胃炎，呕吐酸液，胃肠溃疡，胃神经痛等症，均著成效，而于肝胃气痛奏效尤速，甚慰甚佩。承询，敢以临床所得奉告。

专颂

台祺

丁福保启

其三，丁福保刊刻医书众多，故此其医书类广告也颇多。如 1913 年 9 月 1 日刊登《丁福保医例肺痨病专书》，对其所编著的医书进行介绍。

其四，丁福保在当时还经常进行讲座，有时也会在报纸上予以提前刊登讲座启示，如其在当时以善于保养身体闻名，故此进行健康类讲座。1943 年 2 月 20 日，《申报》上就刊登了其自撰的广告《健寿讲座缘起》：

余幼年多病，身体孱弱，在二十余岁时，体重尚不足九十磅，乃发愤改造孱躯，采用安静日光空气运动深呼吸及菜蔬水果牛乳等各种疗养法，又用凝神于玄关一窍之静坐法及改造命运扶等，其后病体果愈，至四十岁时竟强于三十，至五十时又强于四十，至六十时又强于五十，今届七十而体力精神更比六十时强壮多矣。

余于调理一门，略有一得。兹为服务社会起见，拟有自身实验之却病疗养健康长寿各法，贡献于身体孱弱者或中年贫血消化不良神经衰弱色欲过度者，或血压太高血管变硬肥胖过度肾心肝脏俱有病者，以及终年服药打针而久不见效之慢性病者，无论男女老幼，皆可学习三月小效，六月大效，果能立志不移，不屈不挠，必能达到却病长寿之目的可无疑也。（丁氏规定每星期日上午十时至十一时，在静安寺路九九六号美琪大厦中国保健公司演讲，欢迎各界入社听讲，章程该公司□索）

这段广告，以丁福保的口吻，对自己生平保养身体的情况进行了回顾，以自己本来瘦弱之躯，竟然体力日强，不但病体痊愈，而且"四十岁时竟强于三十，至五十时又强于四十，至六十时又强于五十，今届七十而体力精神更比六十时强壮多"，用现身说法的形式来进行介绍，无疑增加了其观点的说服力。也自然引发了读者的好奇心，从而取得良好的广告效果。

此外，作为当时颇具医名的医家，在报纸上感谢丁福保的感谢信当然不会少。如1909年9月14、15日，《申报》上连续刊登了《敬谢丁福保先生》的感谢信。又如1911年10月5、6、7、8日，名为庄得之的病家在《申报》上连续刊登了《敬谢名医丁福保君》的感谢信。1919年4月13日，落款为"上海文生氏高等英文学校学生邵大成"的病家在《申报》上刊登了《敬谢丁福保医生》。1920年12月22、23日，《申报》刊登《再生之恩谨谢丁福保先生》一文。1924年11月2、4日，又有《丁福保顾南群两先生一时和缓》的广告刊登于《申报》之上。在报刊上刊登对于医生的感谢信本意在于表达病家的谢意，但是除此之外，还具有客观上的宣扬医师医术高明的效果在内，因此，也可以视为一种隐形的广告。

# 六、陆士谔

陆士谔（1878—1944），名守先，字云翔，号士谔，亦号云间龙、沁梅子等。江苏青浦（今属上海）人。早年跟随名医唐纯斋学医，后在沪行医，被誉为"沪上十大名医"之一。陆士谔一边行医一边写小说，一生创作了百余部小说，是近代少有的医文俱佳的名医。

陆士谔在上海的行医之路最初是借由广告打开的。虽然后来成名后身居名医之列，但陆士谔初到上海时，无依无靠，在沪上毫无声名，自然也乏病人问津，悬壶多时，也无病家请诊。后来受到知名作家孙玉声的指点，孙玉声劝他要想有生意，一定要先在报上刊登广告宣传，广告费花了一定有收获。陆士谔听信此言，便在报上连续刊登了三天广告，由于囊中羞涩，广告刊登在最便宜的分类广告栏中。

广告登出后过了几天，诊所却依然没有生意，陆士谔不由倍感灰心丧气。

这事让认识世界书局的沈知方知道了，告诫他：登广告不登则已，要登非登第一版直行不可。由于第一版直行价格比分类栏目费用贵好几倍。沈知方为人热忱，知道陆士谔负担不起报纸头版直行的费用，就让陆士谔把广告稿交给他，替他去报社刊登了直行广告。

结果直行广告刊登的当天下午，真的有病人看到广告找上门来。一个广东富商男子请他出诊，如例付了出诊费，说是其家属患有疾病，曾请若干中西医看诊，均束手无策，请他前去诊断。陆诊断之后，觉得这种病非下一帖较猛烈的药剂不可。药如果对症可以立起沉疴，如果开错会有生命危险。但顾不得许多，硬着头皮，写了一个药方，因为药头用得比较重，他心里也有点担忧。

回到诊所后，正在用餐时，学徒来报，病人家属又来找他，神色如常。他这才放下心，饭后又去病家看诊，发觉患者下了一些血，但属于正常的反应。到了第二天，病人家属又来了，看到他就长揖道谢，云病人不但血止，而且神智已清。就这样，经过一番后续诊疗，病人最终痊愈。广东富商感激不尽，欲以重金酬谢。陆士谔当场表示，不要重金酬谢，只要为我进行宣传便可。于是富商除了在亲友同乡间宣传介绍之外，还在影响最大的《申报》上连续一个月刊登致谢广告。

有趣的是，患者在刊登感谢广告时，之前曾为其妻诊病的虹口某医生大为不满，因为宣传陆士谔，当然也无形中就贬低了他的声望，要求停止刊登广告。陆士谔对此置之不理。那名医甚至准备上诉法庭，但最终不了了之。

由此，陆士谔医名大振，诊务蒸蒸日上，一派门庭若市的景象。不久他就迁至居汕头路新居挂牌行医，每天上午10点至下午2点，日诊100号，挂号费4块大洋，门诊结束后还要出诊。

或许是因为陆士谔写小说的缘故，与媒体打交道颇多，深谙媒体传播的巨大力量。他长期在《金刚钻报》刊登诊例，撰写文章。如自1925年1月3日起，《金刚钻》报长期刊登了陆士谔的诊例，如当日的诊例：

科目：伤寒，温热，疟疾，妇科胎前产后，调经种子各杂病。

诊金：门诊二元，出诊英租界六元，远则递加，拔号加倍，号金加一，通函论诊四元。

时间：上午十时至下午三时门诊，午后三时出诊。

寓址：英租界四马路昼锦里口老紫阳观隔壁上海图书馆。

此外，陆士谔又在报刊上开辟了"诊余随笔""管见录""寒窗医话""论病"等专门栏目，谈医论药，文笔生动有趣。《金刚钻》报编辑施济群曾在报道中称赞陆士谔先生所撰"诊余随笔，颇得读者欢迎"。这样的文字不断刊载，自然也在一定程度上宣传了陆士谔的医术，无形中提高了其行医的声望。

# 七、恽铁樵

恽铁樵（1878—1935），名树珏，别号冷风、焦木、黄山，江苏武进孟河人。曾主编《小说月报》，以翻译西洋小说而风靡一时。后因长子病故，发愤学医，曾就学于名医汪莲石。1920年，辞去《小说月报》主编职务，正式挂牌行医，尤其擅长儿科。1925年创办"铁樵函授中医学校"，1933年复办"铁樵函授医学事务所"，先后遥从受业者千余人，培育了一大批人才。恽氏的学术思想，在中医界素来别树一帜，为革新家所宗。

恽铁樵在正式挂牌行医之前，在业余时间时常为亲朋好友诊治，多取得良好效果，声名渐起。一日，某同事的小孩患伤寒垂危，沪上名医治疗无效，恽铁樵用四逆汤一剂转危为安。病家感激万分，遂于1920年12月9、11日在《申报》上连续刊登鸣谢广告，用黑体大字标题"小儿有病莫心焦，有病当请恽铁樵"，十分醒目。广告刊出后，恽铁樵在沪上声名大振，求治者日多一日，业余时间应接不暇，遂辞职挂牌，正式开业行医。

恽铁樵借鉴前人的办学经验，仿效西国的函授形式，于 1925 年与国学大师章太炎先生以及其弟子张破浪共同组织"中国通函教授学社"，即后来的"铁樵函授中医学校"，地址设在上海英租界西藏路大顺里 509号。正如恽铁樵所说："我所办函授医学则利在乡村，今之富贵人信任西医者多，西医亦能为富贵人尽力，而乡村则苦于无良医，吾侪认定目标，从乡村发展，不患无出路。"函授学校于 1925 年 5 月 1 日正式登报招生。招生广告中介绍其宗旨："志在使中国医学日有进步，国粹学术不致凌替，并使铁樵苦心研求所得，普及全国，广传世人，以造就中医专门人才为宗旨。"广告刊登之后，随着报纸的发行传遍四面八方，恽铁樵声名远扬，四方学子负笈来归者，济济如是，遍及全国各地。

恽铁樵曾长期主持《小说月报》，谙熟媒体广告的力量。他后来专门发愤著医书，堪称著作等身，其中许多著作都曾在报刊上不断刊登广告予以绍介。如 1928 年 7 月在《申报》上连续刊登了《恽铁樵新著医书四种》的广告。同年 8 月，在《申报》上又专门刊登了《恽铁樵著〈伤寒辑义按〉预约广告》等。

# 八、谢利恒

谢利恒（1880—1950），名观，晚年自号澄斋老人。江苏武进人。伯祖兰生、祖葆初均为孟河名医。谢氏幼承家学，熟诵《内经》《难经》《伤寒论》及方书、本草，后尝从苏州名医马培之学医。著有《中国医话》《中国药话》《澄斋医案》《澄斋杂著》等。曾任上海中医专门学校、神州医药总会附设中医大学校长。1929 年中医界反对"废止中医案"时，公推谢利恒为赴南京抗争的首席代表。

与谢利恒相关的广告甚多，除了常规的各类诊疗、医药广告之外，谢氏也不乏创新之举。如其在 1916 年 7 月 24 日的《申报》随报附送介绍自己医术、出诊情况的传单，由于当时《申报》销量颇多，数以万计，所以其影响也随之到了千家万户。为了提醒客户周知，谢利恒还在当日

《申报》头版刊登启事，介绍"今日附送本埠中医谢利恒君传单，如有遗漏，请向送报人索阅"。

1945年，谢利恒还和陈存仁合作在《中医药月刊》刊出了"书法广告"。原来陈存仁仿《朱子家训》体例，撰写了一篇《医家座右铭》，文精辞妙，脍炙人口，颇能反映医家之心声：

医乃仁术，良相同功。

立志当坚，宅心宜厚。

纵有内外妇幼之别，

各尽神圣工巧之能。

学无常师，择善而事；

卷开有益，博览为佳。

必读昔贤之书，俾免离经而叛道；

参考近人之说，亦使温故而知新。

及其成功，尤贵经验；

再加修养，方享令名。

临证非难，难于变化；

处方应慎，慎则周详。

认清寒热阴阳，分辨表里虚实。

诊察务求精到，举止切戒轻浮。

毋炫己之长，勿攻人之短。

心欲细而胆欲大，志欲圆而行欲方。

逢危急不可因循，竭智挽回以尽天职；

遇贫贱不可傲慢，量力施助以减愁怀。

聆病者之呻吟，常如己饥己溺；

操大权于掌握，时凛我杀我生。

三指回春，十全称上。

倘能守此，庶几近焉。

文章写成后，被沪上医家激赏，争相嘱陈存仁书写相赠。但是陈氏

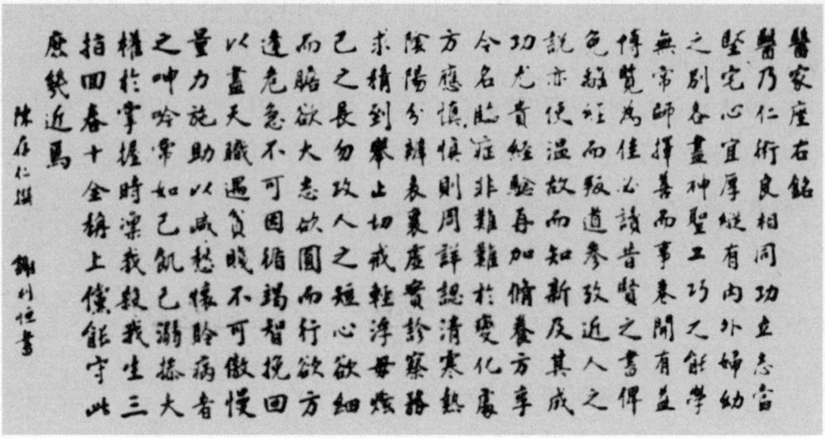

图 36　谢利恒书写的《医家座右铭》

不善楷书，而其业师谢利恒书法极佳，名望亦重，于是便在《中医药月刊》刊登广告，由谢氏书写《医家座右铭》，每幅笔润若干（图 36）。各地医生闻风求字者超过 600 件，谢氏足足书写了 5 个月方偿清文债。亦可谓一段广告佳话了。

# 九、周雪樵

周雪樵（？—1910 年），字维翰。江苏常州人，久居苏州。廪贡生。精通医学，兼知西学。1903 年迁居上海，1904 年，周雪樵在上海创办《医学报》，是我国最早发行的期刊之一，也是我国近代史上第一份由中国人创办的中医报纸。1905 年，又会同蔡小香、丁福保、何廉臣、王问樵等联络各地医会，组建全国性质的医学团体"中国医学会"，倡言中西医汇通。

周雪樵见识既广，思想开明，在医药广告领域亦有创新之举，他开创了中医界诊例广告之先河。在其创办的《医学报》中，周雪樵持续刊载了大量《周雪樵医例》，对其应诊模式、诊金等情况均有详细说明。内容翔实，实为医例广告之典型，起到了很好的宣传效果，这种方式日后被业界同仁广泛借鉴。从周雪樵发布的医例中，可以了解医家的门诊时间"自九点钟起，十二点钟止"，诊病方式"分特别、寻常二种。特别号每号取银一元，寻常号每号取银三角，贫乏不计，过午不候"，具体的出诊方式与诊费是："出诊亦分特别、寻常二种。寻常号出诊根据距离以及租界的不同，分为四种情况，在西半城及西门外左近取银一元；东半城及英法租界取银两元；南市美租界取银三元；英界过远须同美界。特别号照此加倍。早诊、晚诊加倍。以上诊资，统于挂号时先惠。出诊时附诊照诊资减半号金，门诊三十文，出诊六十文。"在1904—1908 年间，《医学报》是我国唯一的中文医学报刊，其全盛时期，销行国内 19 省和香港地区，远及日本。周雪樵所刊登的这些医例自然起到了非常好的宣传作用。

周雪樵还在中医界开始了"贻书诊病"的新诊疗模式，他在医家广告中刊登了一则"周雪樵启"，告白曰："日来远近贻书询病情治法者，须照英法界出诊之例，每号收银两元，并须将苔、脉、渴否、二便及一切病情详告方能答复，特此广告。"这种通过写信来诊疗的方式对于路远、不便的患者自然极为方便。广告一经刊出，便大受欢迎，此后类似的诊疗模式便日益普遍，成为近代诸多医家纷纷采取的诊病方式了。

近代沪上名医辈出，与广告相关的轶事趣闻数不胜数，这里所采撷的只是沧海一粟而已。但是通过这些与广告相关的趣闻，无疑能从一个侧面生动地反映近代沪上中医的执业、生活状况，对于更全面地了解近代上海中医界的发展情形不无裨益。

长袖善舞

# 近代名人与医药广告

借用名人效应来进行宣传是常用的一种广告策略，自古皆然。由于名人广告可以利用名人所具有的优势来快速提升产品的知名度，大幅促进产品的销售，所以在各种产品的广告中，几乎都能找到名人广告的身影。

与医药相关的名人广告很早就已经出现，比如很多知名的老药店的招牌往往会请名人来题写店名，然后精心装裱，高悬于店门之上，这其实不就是一种早期的名人广告吗？但是到了近代广告领域，则将名人广告的效应发挥到了前所未有的程度。形形色色的名人广告令人目不暇接：其中既有只出名字，担当介绍人的；有的广告罗列的介绍人甚至多至上十个；也有不但出"影"，附上照片，还要刊登亲笔信函的……而这些名人之中，既有饱学宿儒如经学大师俞樾，也有电影明星如"电影皇后"胡蝶；既有政治家如孙中山，也有知名作家如吴趼人……可以说，各式各样的名人广告在当时已经发展为一种"名人广告术"，堪称是近代上海市民生活与商业文化发展的真实写照。

# 一、蔡廷锴

蔡廷锴（1892—1968）是民国陆军上将，十九路军上将总司令。作为一名职业军人，军人的威严形象与严格的纪律使蔡廷锴将军与商业广告看上去毫不相干，但是在 20 世纪 30 年代，他却曾主动为知名的虎标永安堂药厂进行过广告宣传，亲笔写下了对于虎标永安堂的溢美之词。

事情原委是这样的：1932 年 1 月 28 日晚，日本海军陆战队悍然出兵，向闸北一带发动了猛攻。镇守于京沪铁路以北至吴淞宝山一线的十九路军第七十八师首先同日军接火，"一·二八"淞沪抗战遂告爆发。时任十九路军军长的蔡廷锴率领奋起抗击日军，这场局部抗战得到了上海人民的踊跃支援，蔡廷锴指挥十九路军浴血奋战，坚守防线34天，使日军死伤万余人，四度撤换司令官，沉重打击了日军"不可一世"的嚣张气焰。

在当时的上海有一些商家，利用民众对抗日将领的爱戴之情，用蔡廷锴的威名大做广告，为自己的广告进行宣传。如上海民众烟公司推出了蔡廷锴将军牌香烟，经其允许，他的肖像被印在了香烟包装上。这种借助爱国行为进行宣传的行为在当时并不少见，如抗日名将马占山的形象也曾被上海的烟厂将其印制在香烟包装图案上，并取名为"马占山将军"香烟。但是也有一些不法商人，未经蔡廷锴允许，擅自打广告，比如一种健胃茶擅自"借用"蔡廷锴在别处的签名印进行宣传，并以"民众的前卫——蔡廷锴，民众的福星——麦蒂茶"的广告语大打"爱国牌"。

不过，蔡廷锴倒主动为一位药商做了一则广告，此人就是著名的"万金油大王"胡文虎。

胡文虎祖籍福建，随父侨居缅甸，在仰光创办了专营药品的仰光永安堂。他的产业虽然在海外，心中却无时无刻不牵挂着祖国，是著名的爱国侨领，曾在海外组织发起抗日救国活动，向东北抗日义勇军捐款捐物。"一·二八"淞沪抗战爆发时，胡文虎正在上海，尽管其药品生意也面临着十分沉重的债务压力，但他还是千方百计募集了大批药品送往前线，其中很大一部分都是永安堂生产的"虎标"牌药品。

为了表达对胡文虎慷慨支援抗战的感谢之情，蔡廷锴将军特意手书了一段话，并盖章签字，交给胡文虎。这段话不但赞扬了胡文虎永安堂系列产品的疗效与影响，还高度评价了胡文虎在"一·二八"抗战中所作的贡献，称其"援助最力"！后来，胡文虎将蔡廷锴手书的这段话，连同自己经营药品的商标一起，在《申报》上刊登了整版广告（图37）。首先是导语："民族英雄，全国景仰，世界震惊，万世表率。"接着是永安堂有名的老虎图案，再来一句介绍"具有虎威的蔡将军，对虎标药之赞美"，广告正中是蔡氏手迹：

永安堂主人胡文虎君，热心救国、仁术济人，其所制"虎标"万金油、八卦丹、头痛粉、清快水诸药品，治病灵验，早已风行海内，众口同称。此次本军在沪抗日，胡君援助最力，急难同仇，令人感奋。书此以留纪念。

蔡廷锴

对于当时正处于国货运动与抗日气氛交织的消费者而言，这样的广告无疑是对虎标永安堂的再好不过的肯定了，起到了非常好的宣传效果。而在当时政府消极抗日的背

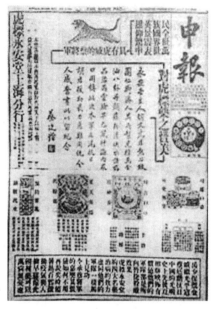

图37　虎标永安堂蔡廷锴广告

景下，虎标永安堂以抗日英雄的手迹来进行宣传，也不失为一种隐晦地表达救亡的方式。

# 二、沈毓桂

沈毓桂（1807—1907）是近代知名翻译家，翻译了大量西学著述，他还是知名报人，撰写过大量时论。他早年接受传统的封建教育，中年结交外国教士，对西学发生兴趣。曾与蔡尔康合编中国最早的通俗报纸《民报》。1882年协助林乐知编《万国公报》，并曾担任华文主笔职务。直到1894年初，他已年逾八十，方才辞职不做。

沈毓桂不但博学能文，而且以高寿著称，寿至百岁之高。当时许多人都向他讨教长寿之道，当然也有商家看中了他的广告效应。当时晚清医药界的"炒作高手"孙镜湖便想法找上门，请沈老先生为其新开发的"燕窝糖精"进行宣传。具体如何与沈老先生联络，已经无从查考，但沈

老先生最终答允此事确是无疑。

沈毓桂接下任务时年事已高，按照他在文章开头所云，当时已经是"年垂九旬"，但思路依然活跃，写文章是信笔而成，大笔一挥，洋洋洒洒写就了一篇《燕窝糖精赞》，刊登在 1897 年的《申报》上。广告是纯文字，自称他曾得到朋友馈赠的燕窝糖精，"服之精神为之一振"，这种药"考其制法，取地道燕窝，以机器去其毛疵，以化学撷其精华，调以真味，制成糖精，功效非常，能开胃健脾，填精补髓，生津液，美容颜，随时酌服，立见应验。尝之有味，服之有益，实非寻常药饵所可及其万一也！"沈毓桂还善于把个人平生功业同燕窝糖精建立密切联系，可谓抚今追昔、声情并茂："忆昔美国进士林君乐知，创著《万国公报》，仆实掌华文迨二十载。又立中西书院于沪上，亦已十有四年，聘仆入院，尊为掌教，必孜孜焉栽培后进，夙夜匪懈，不惮劳瘁，然一生心血，日渐耗散，故饮食起居，慎之又慎。幸承华兴公司惠我糖精，助我精力，尚不致疲乏，皆得力于此。"最后，沈老先生还现身说法，称自己："敢比冯唐，每以鬻文卖字为活，寒暑无间，著作日富，精神日惫，然犹耳目聪明，手足便捷，实由日服糖精之效！"

虽然写的活灵活现，但事实上，沈毓桂是否服用过燕窝糖精也是个值得怀疑的问题。他写文章时已经高寿 90，其长寿显然与刚刚才问世的燕窝糖精并无任何关系，但却能在文章中将自己"耳目聪明，手足便捷"归功于"日服糖精"，可见沈老先生毕竟长期从事新闻行业的文字工作，可谓深谙广告宣传技巧之三昧！

# 三、梅兰芳

著名京剧表演艺术家梅兰芳先生，是近代报刊广告中常常出现的名字。当然这些广告中大量的是和京剧演出的剧场广告有关；但另一方面，梅兰芳也非常善于和各种广告打交道，曾为不少产品进行过广告宣传，堪称是当时炙手可热的"广告明星"，留下了不少与广告相关的逸闻趣事。

在医药领域，梅兰芳先生也留下不少广告足迹。1924 年 1 月，他曾在《申报》上为万全堂药酒"长春酒"以书信的方式进行过宣传。该广告以"送年礼最好用长春酒，不信请看梅兰芳的信"作为大标题，并附有梅兰芳的亲笔信件。

万全堂制酒公司大鉴：

贵公司自制长春酒甲乙两种拜领敬谢。长春酒，原遵大内秘方精制，甲种纯冽酿郁，乙种脓淡芳馨，服之可以却、可以却痛、可以延年。兰芳间之有素，乃贵公司率心遵制，庶浆玉浓，得流溢于人间，而兰芳此遭奏艺海隅乃承厚，尤属自为欣幸者也。

……

梅兰芳顿首

一月十九日

此外，梅兰芳还曾多次为五洲大药房、威廉士大药房等多家药房的药物产品进行过广告宣传。如1929年2月，梅兰芳在《医界春秋》第32期上毫无保留地称赞威廉士大药房出产的药品效果很好。1930年，梅兰芳即将赴美演出，这在当时是一件非常轰动、备受关注的新闻事件，广告商也趁机进行宣传。如当年3月15日，《申报》发布了梅兰芳为"威廉士红色补丸"宣传广告。广告介绍梅兰芳在访美之前曾服用该药品，并感到大有裨益，并附上了梅兰芳的信件来佐证所言不虚。梅兰芳曾多次为"红色补丸"做过宣传，溢美之词不绝于耳，如"服用之后，精神日振，体力健强""红色补丸之功用，匪独补血强身，百病皆可调治，刀圭圣品，实为世界药中之王"等（图38）。

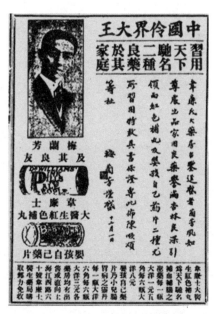

图38　梅兰芳为红色补丸做广告

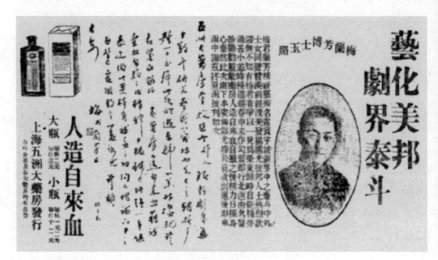

图39　梅兰芳"人造自来血"广告

　　3月17日，《申报》又以梅兰芳幼子为代言，发布婴孩药片广告，该广告也以来信的形式，叙述其幼子梅葆琛服用该药后，调理肠胃具有良好的疗效。当年年底，《申报》上登载了梅兰芳代言的"人造自来血"广告，介绍了梅兰芳赴美演出劳累而身体时有小恙，用了五洲大药房的"人造自来血"调理后"精力日振、身心泰然"，并附上了梅兰芳的照片，并以"艺化美邦，剧界泰斗"作为广告的大字标题，十分醒目（图39）。

# 四、孙中山

　　近代伟大的民主革命先行者孙中山先生也有过与医药广告打交道的经历。

　　孙中山早年毕业于医学院，毕业后曾一度从事过医生职业，在广州的《中西日报》就曾经刊登过广告，称"大医生孙君逸仙来省济世……先生素以济人利物为心"云云。他还曾经做过广告中某医生的介绍人，如1918年6月1日，《旅沪广东中华基督教会月报》上刊登过"介绍李瑞生牙科医士"的广告，广告中声称该医生曾留学日本东京齿科医学专门学校，曾在广州开设过诊所，现在来上海，在北四川路开设门诊云云。这段广告的落款中，就包括有孙中山、胡汉民、汪精卫等人。孙中山先生虽然是西医出身，但也曾赞美来自温州的中医章来峰："章君来峰，浙之东瓯人，精岐黄术，已易二十寒暑，济人无算……"

孙中山早年游历日本时，曾与日本的安住大药房的相关人士有过交往，被热情接待过，故孙中山曾题写"博爱"两字相赠。中华民国成立之后，1913年5月20日，上海《时报》上刊登了安住大药房的

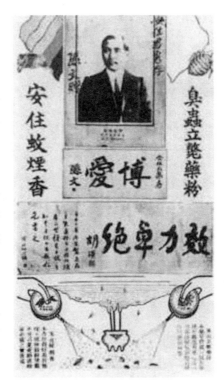

图40　安住大药房在《时报》的广告

广告，上有孙中山标准照和手迹，借以推销药房销售的驱蚊香、灭臭虫药等（图40）。同年7月1日，安住大药房又在《申报》上以"恭祝中华民国成立"的名义，刊登广告，并登出了孙中山先生为安住大药房亲笔书写的"博爱"和胡玉英所写的"效力卓绝"的题字。广告正上方，还刊登了中华民国黎元洪副总统的照片。据说这是因为安住大药房曾赠送药物给黎元洪的军队，所以黎元洪赠送其照片留念。后来，这一广告接连出现在《新闻报》《民权报》等其他报纸上，安住大药房由此大大提升了该产品的知名度（图41）。

由于孙中山在国民心中威望极高，1925年孙先生去世之后，许多商家纷纷借用中山先生的名字、别号、遗像等进行广告宣传，一方面是为了表达敬仰之心，另一方面则有通过中山先生之威望来帮助推销商品的考虑。一时间社会上出现了许多打着孙中山先生的广告和产品。由于当时相关法规还不成熟，因此，这样的做法还谈不上违反法律，但是无疑损害了

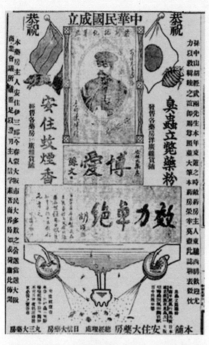

图 41　安住大药房在《新闻报》上的广告

孙中山的形象，也由此引发了社会大众的强烈不满。许多社会各阶层人士纷纷呼吁，要求制定相应的法规，保护孙总理的国父权威形象不受侵犯。因此，1928 年国民政府颁布指令要求，"除经总理生前特别允许，得有特别状外，所有新案一律批驳不准"。后来在 1930 年颁布的《商标法》中，将相同于总理遗像、姓名、别号的限制用法律形式予以保障，充分显示了商标管理中对国家权威、国家形象的维护。即使是之前已经核准注册的，如上海三兴烟草公司的"孙文"牌、"中山"牌商标，也都严令限期取缔。

## 五、袁克文

　　袁克文（1889—1931），号寒云，袁世凯次子。"民国四公子"之一，多才多艺，诗、文、书、画，样样精通，又嗜收藏。他曾寓居沪上多年，因而也是一位海上闻人。

　　袁克文颇有名士风范，留下了不少与广告相关的轶事趣闻。他酷爱猫狗，有一次其猫病发，袁克文竟然在报纸上刊登广告，重金征求药方："家育狸奴一，已十年矣，日随卧起，能窥人意，比忽右目流水，色紫如血，而凝如珠。不佞不知医术，敢乞善育猫者，能惠方愈之，当厚酬无吝。"

　　受当时时代风气的浸染，袁克文也吸鸦片成瘾，他的鸦片烟史长达十余年，烟瘾非常大。那时的米价每石 10 元，而他一天的鸦片烟消耗就要 20 元！1927 年，袁克文下决心要戒掉自己的烟瘾。他采用的是服药戒烟的方法，服用的是浦子灵速戒烟院所配置的戒烟药。在其《日记》中留下了戒烟相关的记载。如八月十九日记："延浦生应仙以其自制丹药，为予戒绝罂粟膏之嗜。即自今日始，永与之绝。"八月二十日："痼疾既除，身体遽爽。"二十二日又云："仍服浦生药，疾良已。衷怀快甚，知从兹烟癖断矣。"自服药始不到十天，袁已"饮食渐加，起居有序"。二十八日云："得眉云书。予自除痼疾，饮食渐加，起居有序，十四年之束缚，自此解矣。"

为了表达对浦子灵速戒烟院感谢之意，他曾手书一封相赠。1927 年 12 月，戒烟院将其手迹刊登在了《申报》上：

浦子戒烟，为海上第一。既无痛苦，又去百病，不碍做事，且更精神。多则百日，少仅两月，即可断绝，永不思吸。欲戒者乞到凯自迩路惟善里浦子戒烟院。

袁克文

几个月后，袁克文在《申报》《晶报》又刊登一幅题辞，述配以两幅照片：

予在戒烟时摄一影，戒后四月，又摄一影。丰瘦悬殊，恍若两人。今特题赠，以证戒烟之效。此赠浦子灵速戒烟院。

戊辰正月　袁克文

由于袁克文在当时名声很大，人们也都知道他鸦片瘾之大、之深，如今居然能在短期之内成功戒除掉，而且又有照片可证，于是，这家位于法租界的浦子灵速戒烟院本来籍籍无名，经袁克文的宣传之后声名鹊起，浦应仙的戒烟丸生意由此火红一时。

# 六、尚小云

著名京剧表演艺术家尚小云（1900—1976），初学武生，后改老生，再改青衣，是著名京剧旦角，与梅兰芳、程砚秋、荀慧生四人被誉为京剧"四大名旦"。

尚小云曾为多种产品进行过广告宣传，其中就包括了威廉士大药房的产品。如1929年5月28日至6月5日，尚小云为威廉士药房产品——红色补丸和红色清导丸所作的广告连续刊登在《申报》上。标题为"名伶尚小云君声称彼之康健如何常保"。广告的形式为手书，尚小云能画善书，书法颇有功力，其内容为：

韦廉士大药房台鉴：

敬启者。云前承友人持赠贵药房所制红色补丸半打。适值连日酬酢，精神疲倦，夜来失眠。乃服该丸数瓶，顿觉眠食如常，血气充盈，精神倍增，失眠神疲等患，消除无影。又清导丸一种，能使云头晕、肝旺，便秘等症，霍然痊愈。诚为人人必备之圣药也。敢具保证，用彰信誉。

专此即颂

台绥

尚小云手照

三月十九日

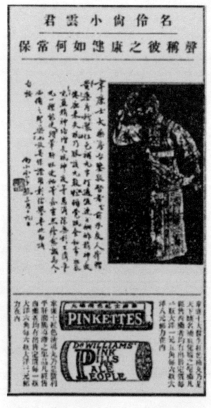

图42 尚小云在《申报》上的信函广告

如果单从内容看，尚小云此信与当时盛行的"患者来信""病家感谢"之类的广告并无两样，但是由于是尚小云所亲笔书写，其效果当然大为不同。而且配上尚小云的经典戏照，加上其信函的书法欣赏价值，确实能让看到这幅广告的读者印象深刻（图42）。

# 七、俞樾

俞樾（1821—1907），字荫甫，自号曲园居士，浙江德清人。清末著名学者、文学家、经学家、古文字学家、书法家。俞樾被认为近代中国主张废除中医的第一人，他提出了"医可废，药不可尽废"的激烈观点，在后世引发不小的争议。他在治经之余，对中医药学其实也有所研究，除了校订医书之外，他亦能开处方治病。

按说这样一位兼通医药的朴学大师不会和广告扯上什么关系，但是他却偏偏曾为晚清风靡一时的补药——"燕窝糖精"写过赞颂的文章，并且还参加了该产品为了营销所举行的"征文"活动。原来，燕窝糖精的发明者孙镜湖为了宣传产品，曾借助《游戏报》发起有奖征文，围绕燕窝糖精撰文抒情，邀请各地文人参与。征文结束之后，孙镜湖请知名文人品评优劣，并装订成一册《燕窝糖精谱》，随药赠送，借以宣传。德高望重的俞樾也被邀请，其所写两首小诗还被评入"超等十五名"中，获赠"印色一提、《四云亭》一部"，其余"特等三十五名""一等五十名"亦各有礼物赠送。

关于这些事情，在俞樾致孙镜湖的信函中可以看得很清楚：

镜湖仁兄先生足下：

久仰清誉，驰思良深，恒以山水阻长，未由快聆尘教，怅何如之！

忆戊戌岁，徐君蔚卿见赠燕窝糖精一匣，装潢精致，知系药物珍品，服之果获奇效。自此屡承诸友惠赐，每当茶余酒后，调服一盏，胜饮百剂参苓。自幸年逾八旬，犹能灯下作细字，殊可感也，语见拙作小序中。

去腊戏题小诗两绝，讵意初稿流传，渥蒙青睐刊之枣梨，且感且愧。窃思沪上为人文渊薮必有燕许之手笔、徐庾之文章，私衷惓惓窃欲一窥全豹，倘蒙不弃，赐阅一过，感谢多多矣！并有敝友徐蔚卿回文体词两阕，系补取第十，门下绿琴女史七律六章，系特等第十四，务希推爱，各赐一编为幸。

祗颂升祺，伏维荃照。

曲园老人俞樾顿首

显然，从信中内容来看，俞樾与孙镜湖并未见过面，他写信的主旨是让孙镜湖将刊刻的《燕窝糖精谱》寄送给他以及同样参与了征文的友人与门人。他并回顾了自己接触到燕窝糖精系朋友所赠，服用后"果获奇效"，称其"调服一盏，胜饮百剂参苓"。当然，这些是不是旧式文人的客气话，就不得而知了。

结合俞樾生平与为人，这封信写得十分平实，并无过分夸大其词之处，即便是对于燕窝糖精的揄扬，也只是谈自己的服食体会而已。整体来看，这位备受学界推崇的饱学宿儒应该是受人所托在不知内情的情况下参与了征文，对于孙镜湖其人可能并不熟悉，更不了解其所从事的医药造假勾当，当然，其文章后来却被孙镜湖拿来当作宣传燕窝糖精的幌子，恐怕就更不是俞樾老先生所能预见到的了。

# 八、吴趼人

吴趼人（1866—1910）是近代著名作家，广东南海（佛山）人，号沃尧，其带有自传性质的小说《二十年目睹之怪现状》是晚清四大谴责小说之一。

身为名作家，以文字为职业，在当时的环境中，自然免不了会有广告找上门来。吴趼人曾为当时著名的两种滋补药物都写过广告：燕窝糖精与艾罗补脑汁。吴趼人曾撰写《食品小识》，通过自己的服药体会，来表彰燕窝糖精的功效。

余生平于服食之品，素不讲求；于药饵则尤不加意，盖体气素强，无需此品也。即从前征逐时，日御珍馐，而不知其腴；后来闭门株守，日食青韭黄斋，亦不觉其淡。惟于甜品，则不甚喜之。据医者云：此亦脾胃无恙，方克臻此也。入今年来，时觉困倦，饮食锐减。自念壮已如是，老更可知，乃思所以调补之。质诸医者，或劝御六味丸，或言服两仪膏。试从之，三日无效，辄弃去。盖余性急躁，每服膏、丸等，必须以盐汤为引，或须沸汤调冲，沸汤不可遽得，必坐俟良久，始克进服，殊不耐也，家人辈乃劝服汤药，余益不耐。今秋薄游吴门，中秋之夕，适在旅舍，对月闷坐。夜将半，觉馁甚，检点行箧，得华兴公司燕窝糖精一匣，姑试尝之，觉甜沁心脾，食片许，借以点茶而已。食后觉虽未饱，而殊不饥，犹未为异也。晨起食骤进，午后姑再进之，习以为常。数日后，随友人游虎丘，往返步行，几三十里，殊不觉倦，于是始知此糖之益，决意常服。友人有知之者，咸来索取，惜携带无多，不能遍赠耳。盖其以药品而能代饼饵，且取携甚便，无药引调冲之烦琐，故人皆乐用之也。

所尤奇者，余性不喜甜，服此糖则脾胃皆纳，试食他甜品仍不受也。是岂燕窝之功欤，抑别有法以制之欤？还请质之公司主人。

丁酉仲冬，南海吴趼人识

这篇文章，以服食者的身份，极力盛赞燕窝糖精的神奇疗效，究竟是吴趼人服食之后的真正体会，还是文人发挥丰富想象力之下的妙笔生花，无从查考。但是燕窝糖精借由此文知名度大增，促进销路，则是不争的事实。

当时的广告策划高手黄楚九也看中了吴趼人的名望与文笔，据说以300块大洋的重金，请吴趼人为其产品"艾罗补脑汁"撰写广告软文。吴趼人大笔一挥，一篇《还我灵魂记》便堂而皇之地问世了。该文详细介绍其服用了艾罗补脑汁后，文如泉涌，妙笔生花……黄楚九拿到文章之后，如获至宝，特意在《申报》登出大幅广告，以《吴趼人为黄楚九推广"艾罗补脑汁"》为标题，刊登此文，并附上了吴趼人的亲笔信为证，信中说："楚九仁兄大人阁下，承赐艾罗补脑汁六瓶，仅尽其五，而精神已复旧……因撰《还我灵魂记》一篇以自娱，录以呈政……弟吴沃尧顿首。"据说，吴趼人这篇文章刊登之后，吸引了不少为科举考试而犯愁的读书人纷纷蜂拥采购，黄楚九也由此大赚一笔。

不过，多少有些煞风景的是，吴趼人在为"艾罗补脑汁"所做广告之后没几个月，便与世长辞。看来，艾罗补脑汁或许能"补脑"，但却无法使他延年益寿。

# 九、蔡元培

蔡元培是近代著名的教育家、革命家、政治家，1916 年至 1927 年任北京大学校长，革新北大，开"学术"与"自由"之风，在知识界享有很高声望。但就是这样一位德高望重的知名人物，其言论却曾被不良商家利用，在自己不知道的情况下为某种壮阳药做了宣传。

原来，1933 年 4 月 12 日，《申报》上刊出了一则广告，大标题为"中央研究院院长提倡改良国药；魔术炼丹为化学医学发明之源；国人有改良国药之历史的使命"，广告中赫然印着蔡元培的头像及推荐语：

国立中央研究院院长蔡元培先生曰："吾国与欧洲同有炼丹法，欧洲人由此而发明化学，而我国人未能也。吾国与欧洲同有以魔术治病之方法，欧洲人由此而发明根据科学之医学，而我国人则尚未能脱阴阳五行之臆说的医论也。其在应用化学方法与实践医学理论之药物，何独不然……欧亚大通，吾国所采用之西药甚多；而西医亦间有采用中药，且以科学方法分析之者。如麻黄、当归、防风等，已与以精确之说明；其他在研究中者，亦复不少。日本旧行汉医，近则勇采西法，故致力于中药之分析者尤众。我国学者，又岂能全诿其责于他国人，而不急起直追，以求有所贡献耶。"

补肾强壮特效剂肾气丸系医圣张仲景先生亲选特传之金匮验方，数千年来，我国先医，万试万验，奉若秘宝。今佛慈药厂首创改良国药之新运动，应用 20 世纪科学新方法，发扬五千年来实验之国药，以草根木皮，制造雪晶玉液，将国产药材，炼成西式药品，复经严密之动物试验及临床实验后，方始出品，其药效之确实，制造之精良，诚为我国医药界开一新纪元。

虽然这则广告刊登蔡元培的头像，并大幅引用蔡元培的话语，但事实上，蔡先生的这段话主旨是在对中西医进行比较，与广告所要宣传的"补肾强壮特效剂肾气丸"实际上并无任何直接关联。而且，这段话也并不是蔡元培为广告所写，而是出自其为《中国新本草图志》所撰写的序言。

原来，这则广告实际上与蔡元培并无任何关联，只不过是不良商家故弄玄虚，借着蔡元培先生的话大打自己广告的擦边球，期望以此来招徕顾客、扩大影响罢了。虽然这则广告是假广告无疑，不过蔡元培也确实为医家广告做过介绍人，早在 1912 年 4 月 1 日，《申报》上刊登过一则广告"蔡元培谨为儒医杜同甲君介绍"。杜同甲与蔡元培平素就有交往，这个引荐医生的广告想必是货真价实的了。

# 十、戈公振

戈公振（1890—1935），名绍发，宇春霆，是著名新闻记者和新闻学家、新闻史学拓荒者，他对中国新闻事业的最大贡献，就是第一次确立了报学史的研究是一门学问。

1927 年 1 月 29 日起，戈公振以记者的身份乘法国邮轮"答尔塔良"号自费赴法国、瑞士、德国、意大利、英国、美国、日本等国家考察新闻业，这在当时引发了各界不小的关注。1929 年《新闻报》刊出的必定灵牙痛药广告，就抓住了戈公振前往世界各地考察这一热点进行广告宣传：

戈公振先生周游世界之经验

必定灵牙痛药为旅行要品

名记者戈公振先生云：予此次漫游欧美日本，曾患牙痛，幸友人司徒博牙医士在起程前，惠赠必定灵牙痛药数盒，用之确有奇效，留学界人士用之亦然。愿介绍于世之有牙患者，尤其旅行之有牙患者。每盒一元寄费加一元。

商家请名人为产品作宣传，选中合适的名人非常重要，撰写合适的文案更为重要。这则治疗牙痛的药物广告，围绕着戈公振环游世界的动人经历，在广告中将产品打造成为"旅行要品"，很好地诠释了产品的这一特点。其次，一些细节也考虑很周到，提前比如赠送戈公振牙痛药的，是"司徒博牙医士"，这多半是杜撰出的人名，但至少其牙医士的身份已经体现了牙痛药在权威人士中的口碑。再如"留学界人士用之亦然"，当时西方医药水平远比中国发达，而这些出外留学的人士居然也用这款药，那么，其疗效当然不问可知了。

# 十一、电影明星

爱美之心，人皆有之。以明星为产品作宣传在 20 世纪 20 年代开始陆续出现，并迅速成为一种普遍的现象。特别是在上海，明星众多，许多精明的商家早早就看到了明星效应对产品促销的作用，纷纷请各路明星来代言。进入 30 年代之后，明星代言的广告层出不穷。特别是这一时期的女明星如胡蝶、阮玲玉、徐来、王人美、陈燕燕、黎莉莉等获邀不断，纷纷被广告商请来担任产品的代言人，成为广告产品中一道亮丽的风景线。

以明星来宣传医药产品在当时也很多。如早在 1921 年出版的《影戏杂志》上，曾刊登了几则广告，其中一则便"借用"了《摩登时代》中美国女演员宝莲·高黛来宣传止牙痛药的广告："看呀！看呀！宝莲女士的一口牙齿，多么齐整呀！每天用家庭医学社的止牙痛药，滴两三滴在漱口水里，能够使口腔清洁。"当然，这样的广告不可能得到过演员本人的"同意"，无疑是在法制不健全的时代，商家的一种侵权行为。又如虎标永安堂曾请过"舞星王美美"来为虎标万金油做广告。广告配有明星图片，并有以明星口吻所说的文案："由于经常跳舞，精神疲惫以致头疼，看报纸上的万金油治疗头痛，买来试用，药效入神，就连腰也不酸了。"

胡蝶（1908—1989），是20世纪30—40年代红极一时的电影明星，在当时有"电影皇后"之称。她曾多次为药物进行过广告宣传。如1937年2月21日《申报》中便有以"名副其实胡蝶牌擦面牙粉"为名的广告写道："电影皇后胡蝶女士愿以其之芳名艳影作本擦面牙粉之商标，足证此粉的确异乎寻常。"（图43）胡蝶曾为拜耳公司的药物加当（Gardan）做过广告宣传，其代言的加当广告，整体的画风走的是当时流行的月份牌的风格，柔美婉约，富有风情（图44）。当时拜耳公司除了胡蝶之外，还请了明星阮玲玉来为阿司匹灵药饼代言，依然采用了月份牌的风格（图45）。

由于当时法制不健全，不良商家侵犯明星的肖像权和名誉权，冒用明星进行广告宣传的例子也为数颇多。比如胡蝶的照片就居然曾被药商

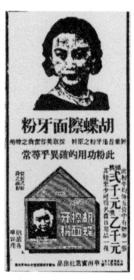

图43 胡蝶擦面牙粉广告

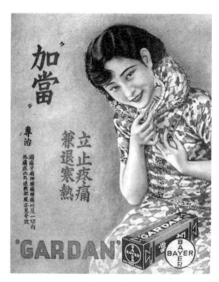

图44 胡蝶为拜耳代言

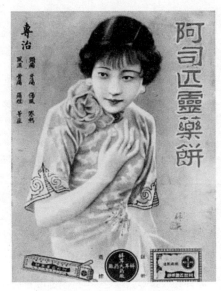

图45　阮玲玉广告月份牌

印在淋病广告上。当时另一位男星张翼因身体魁梧，壮健异常，有中国"人猿泰山"之称，但某药房未经允许，居然也将其照片印在新出品的补尔康药片的传单上……由此可见，不良商家假冒名人来进行虚假宣传的现象很早便已出现，即便是到了今天也是屡禁不绝。当然，名人广告的宣传效果或许在短时间内相当不错，但是长期来看，如果产品与宣传严重不符，甚至有造假行为，那么受到损失的绝不至于商家，对于名人的信誉当然也会有一定程度的损害。

# 翻手为云
## ——近代医药广告高手

俗话说得好,"乱世出英雄",近代的上海有一个流传很广的称谓——"冒险家的乐园",意在强调在这座当时的远东第一大都市里,既让人倍受诱惑,又深感恐惧;既充满了风险,也充满了机遇……作为当时利润最丰厚、资本最看好的行业之一——医药行业,当时正处于飞速发展的阶段,吸引了数不清的人投身其中,运用各种手段竭尽所能去追求利润和成功,而广告则无疑是医药营销最重要的手段与工具。

在这场不见硝烟的广告大战中,涌现出了许多善于运用广告的高手,其手法之高妙,即便放置于百年后的今天的广告领域,也毫不逊色。黄楚九、胡文虎就是其中的两位代表性人物。

# 一、黄楚九

黄楚九(1872—1931),又名黄承乾,号磋玖,晚年自署知足庐主人。浙江余姚人,是明末清初思想家、史学家黄宗羲后代。黄楚九一生创业横跨诸多领域,时人称他为"百家经理",是20世纪初上海实业界的著名人物。他创办了中国第一家民族资本制药企业"龙虎公司",开设了中国第一个综合性娱乐场所"上海新世界",开办了亚洲最大的娱乐中心"上海大世界",发行了中国第一家娱乐报纸《大世界报》,建立了拥有21个医药企业的医药帝国"黄氏医药集团"……涉及医药、娱乐、金融、房地产等行业,涉足领域之广,几乎无人匹敌。

在黄楚九的诸般事业之中,医药领域既是他最早从事的行业,也是他最初发迹的行业，正是在这个行业里，他充分展示了其在广告营销方面的天赋。他酷信"一分本钱，配上九分广告"，做广告无孔不入，一掷千金，其名下的药房每年的广告费用有时能占到总成本的近30%。他所运用过的新颖多样的广告手段，是医药广告乃至中国广告史上精彩的一页。

黄楚九的父亲是余姚当地一名中医，家传眼科，黄楚九少时随父行医，积累了一定的医药知识。1887年，父亲去世后，黄楚九随母来沪。因其不愿读书，遂辍学考在茶楼叫卖眼药为生，后来又自制戒烟丸之类的药丸散丹在城隍庙摆摊卖药。

城隍庙是老上海最热闹的地方，商贩云集，竞争激烈，在这里，黄楚九经受了浓郁商业气氛的最初训练，他爱动脑筋，药摊生意越来越好。后来稍有积蓄，便在上海县城内开设了颐寿堂诊所，以治疗眼疾为主。1890年，他把诊所迁往法租界，按照当时"崇洋"的时髦做法，改成了"中法大药房"，除了制销中成药之外，还兼售西药，这一年，他才不过18岁。从此，黄楚九就以中法大药房为基业，开始了在药物销售领域的大展身手。

黄楚九深悉药房的奥秘，药房赚钱主要不是靠治病的药，而是靠补药，于是，他的药房主营补药系列。从清末到民国，几乎每年他旗下的药房都会推出新的滋补产品，其中比较成功的包括艾罗补脑汁、人造自来血、人丹、百龄机等。在推销这些产品时，他几乎调动了一切可以调动的力量，采用了一切可以采用的促销方式，把广告术推到了巅峰。

我们不妨以艾罗补脑汁和百龄机为例，来看看黄楚九精彩而高妙的广告策略。

## 1. 艾罗补脑汁

1905年，黄楚九推出了第一个主打产品——"艾罗补脑汁"。虽然这个名字看上去很洋气，像是西方传来的药。但实际上和外国人一点关系都没有，就是一个寻常的安神健脑的滋补方剂而已。之所以起了这一个稀奇古怪的名字，正是由于黄楚九敏锐地把握住了当时人们普遍盲目崇洋媚外的心理。

事实上，在起名字时，黄楚九想到了自己的姓氏"黄"字，想到了"yellow"谐音艾罗，如此，一来沾了洋味，再则也没丢了根本。黄楚九又虚构了一个美国医学博士"艾罗"的身份。宣传该药方是艾罗博士的发明，并随便找了一张外国人的照片当起了商标，这样，假托"艾罗博士"之名的"艾罗补脑汁"便诞生了。

有趣的是，后来当艾罗补脑汁卖得正红火时，却发生了一件黄楚九意想不到的事。原来当时在沪上恰好有一个名叫艾罗的美国人，他看到黄楚九打出的"艾罗博士"字样，便动了诈骗的弯脑筋，遂找到黄楚九，声称艾罗博士就是其父亲，进而他控告黄楚九侵犯专利权。此事在当时闹得沸沸扬扬，众人皆知。但是黄楚九不愧是炒作高手，他临危不乱，巧妙地化被动为主动。他首先约这名美国人私下沟通，并许以重酬。随后这名美国人在收到酬金后，公开发表声明，称已与黄楚九谈妥，将艾罗补脑汁的专利正式转让给黄楚九。随后黄楚九大肆炒作此事，让人以为美国真得有一个艾罗博士及其专利发明，这样反而为艾罗补脑汁的"洋血统"提供了佐证，可谓正好中了黄楚九的下怀！

有了合适的产品以后，黄楚九便开始利用各路媒体大肆进行宣传。在1905年4月，黄楚九在《申报》刊登了一则"最近发明之良剂艾罗补脑汁"的声明。从此，中法药房的这款艾罗补脑汁便开始不断以《申报》等报刊为舞台进行各种宣传。除了大量刊发广告，黄楚九还请出许多名人助阵，他想尽各种办法请到著名作家吴趼人为其美言，撰写《还我灵魂记》一文称赞艾罗补脑汁。又通过各种门路，弄到著名外交家、曾国藩之子曾纪泽的赞扬信和照片，在1910年7月的《申报》上刊登大幅广告，标题为《艾罗补脑汁得此证书又增身价，世袭一等毅勇侯御前散秩大夫曾袭侯赐书照录》，同时还刊登了曾纪泽的四寸半身照相……为了让更多的人知道艾罗补脑汁，除了报刊之外，黄楚九又雇用了许多人在各大城市的大街小巷到处书写大字广告……经过这样的一番宣传，艾罗补脑汁可谓是深入人心了。

在宣传中，黄楚九既强调美国医学博士"发明"的背景，又强调补脑汁具有长智慧、祛百病的功能。其广告设计极具特色，如一则艾罗补

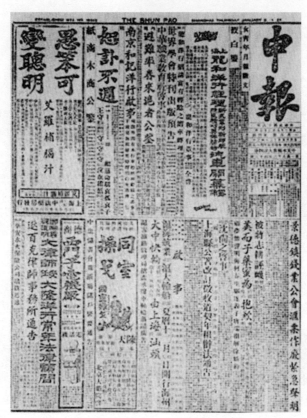

图 46 艾罗补脑汁"愚笨可变聪明"广告

脑汁刊登在《申报》头版的广告中，最大的标题是"愚笨可变聪明"，其标题之大，仅次于《申报》的报头，让人一眼便能看到，非常吸引眼球（图46）。而且黄楚九把中药西式包装，"艾罗补脑汁"不须像传统补药需要自己煎，而是用瓶子装好，直接服用就可以，非常方便。因此一经推出，就大受欢迎。黄楚九甚至还在《申报》多次刊登"查拿冒制伪艾罗补脑汁人赏格"的广告，悬赏200～500元不等，当查货假货后，又会不断登广告"又获冒牌艾罗补脑汁"，将其昭告天下，同时当然也是为自己在作宣传。当然，是否真的存在假货，或者是否真的查获了假货，只有黄楚九自己心里明白了。

经过这样的一番营销，"艾罗补脑汁"卖得出奇的好，销售遍及全国，并远销南洋各地。黄楚九的中法大药房门庭若市，销售额不断攀升，高峰时年产量达到36万瓶之多。艾罗补脑汁的成本不过4角，但售价却高达 2 元，加上如此高的销量，真可谓是日进斗金。而黄楚九由此经济实力大增，并且牢牢坐稳了当时上海滩民族医药业的头把交椅。

而且令人称奇的是，艾罗补脑汁并非像之前的"燕窝糖精"一样一阵风就结束，这种产品不但畅销，而且在持续的广告宣传下，还成为了长销产品。一直到 20 世纪 40 年代，报刊上依然能不时看到艾罗补脑汁的广告出现。

## 2. 人造自来血

从古至今，中国人都认为健康与人体的精气血有着密切的关系，补血是中国人养生和治疗的重要手段，但过去中国人的补血大多通过一些具有补血效果的药材或者食物来进行。近代以来，由于西方医学的传入，补血已经不再仅靠食补，逐步过渡到药补，因此，相关的补血类产品层出不穷。

1907 年，黄楚九与商务印书馆创始人夏瑞芳、杭州广济医院药剂师谢瑞卿等合资创设上海五洲药房。药房开业后没多久，针对当时补血产品这个大市场，就推出了风靡一时的"人造自来血"。人造自来血堪称近代补血产品中的王牌，一方面，这款产品品质得到国际上的肯定，如 1914 年，在荷属爪哇三宝垄展览会上，该品获嘉奖。同年，在日本东京大正博览会上陈列五洲药房产品。1915 年，人造自来血参加旧金山巴拿马博览会，又获银质奖。这在当时崇洋媚外之风盛行的时代风气之下，自然极大地吸引了人们的眼球。另一方面，则与黄楚九的广告宣传策略有密不可分的关系。

对于人造自来血的这款产品，黄楚九继续发挥他高超的广告营销手段。首先，从名称上就动了一番脑筋。事实上，刚进入市场时，人造自来血曾经取名为博罗德补血液（Blood）。显然，这是从艾罗补脑汁的经验，想继续用洋文来吸引消费者。但是，消费者却根本不买账，认为该产品来自外国，名字太拗口，许多消费者根本不了解产品的功用，市场反应平平。黄楚九发现后，立刻重新设计，将产品名字改为大白话"人造自来血"，这个名字与当时上海新出现的自来水、自来火等相呼应，人

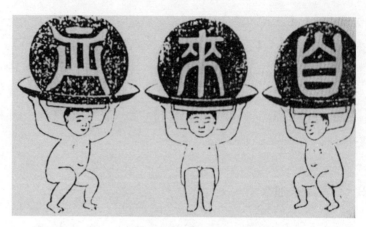

图 47　自来血广告

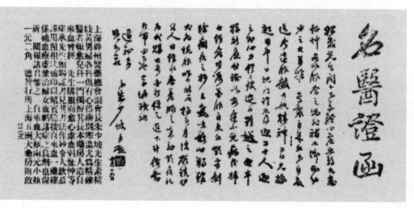

图 48　人造自来血广告

们非常容易理解，很快就掀起了购买狂潮（图 47）。

　　对于人造自来血这款产品，黄楚九极为重视。他采取了密集的广告轰炸策略，大力宣扬人造自来血"补血强身、添精益髓"的功效（图 48）。其广告中宣称，人体拥有充足的血液，乃是保持身体健康的基础，因为补充血液有利于补益脑神经、调节内分泌，治疗贫血、神经衰弱、营养不良等病症，能使衰弱者获得健康。针对各种人群，"人造自来血"药效都有相应的描述，宣称男女老少服用后，皆可药到病除。试看其充满诱惑力的广告词：

　　一个儿童，由于奶水不足，身体不好，经常生病，并且到了 5 岁的时候还不能行走……病儿在吃饭后服用人造自来血一小勺，每天三次，开水冲服，时间不长，就可达到健体强身的功效。

一名学子，刻苦用功，结果思虑过度以致心血气衰，面如白纸，骨瘦如柴，精神不济。在服用人造自来血补充心血后，身强体壮，成绩斐然，获益匪浅。

一老人年岁已高，因心血气耗多年，身体精神已经不行。但服用人造自来血之后，本已经斑白的头发变得乌黑，精神日见强盛，有返老还童的迹象。

据说人造自来血的广告密度之频繁为黄楚九旗下产品之最。为促进销售，药房还采取了销售奖励的办法：每瓶人造自来血都附有一张奖券，累积达到一百张奖券以上的顾客，即可凭奖券向药房换取刻有"人造自来血"标志的手表一块。不足百瓶者，可换取其他物品，如雪花膏、牙粉等。人造自来血还刊登大量的软文、专家证言、名人信函、患者感谢信等，特别是有名有姓有地址的名医现身说法，增加了其疗效的权威，而像梅兰芳这样的名人的褒扬之辞更为其增加了上佳的宣传效果。

经过成功的广告宣传，在市场上各种补血产品中，上海五洲大药房的人造自来血迅速成长为补血类产品中的霸主，为五洲大药房赚到了巨额的利润。据统计，"人造自来血"1911 年产量为 15 210 公升，到了 1931 年，年产量已扩增至 75 563 公升，年销售额高达 471 万元。1936 年的产量上升到 97 257 公升，而且值得称道的是，人造自来血销售地区海内外皆有，其中海外地区的销售量占比达到惊人的 28%！

据说，人造自来血在当年上海滩畅销到连外商都眼红的地步，居然有某德国药厂在租界也搞起了山寨版的"人造自来血"药片来销售。结果被五洲大药房察觉以后，向公共租界巡捕房投诉，德商产品最终被没收查处。

人造自来血如同艾罗补脑汁一样，也称得上是长销产品。一直到 1948 年，五洲药房的人造自来血还在不断在报刊上作广告，只是品种更为多样化，有了补针、补片、补药等多种形式。如 1940 年 1 月 14 日，五洲大药房为人造自来血的广告：

翻手为云

　　吾日三省吾身：饮食无味，非消化不良乎？作事无力，非精神疲乏乎？疾病易生，非身体虚弱乎？

　　人造自来血补药，甘甜适口；人造自来血补针，功效迅速。

五洲大药房出品

　　有了"人造自来血"这款摇钱树式的产品，五洲大药房发展迅速，后来不断自行研发，又增添了健胃补虚的"补天汁"、清血解毒的"海波药"、健脑润肠的"树皮丸"、化痰止咳的"助肺呼吸香胶"等。

### 3. 百龄机

　　1923 年，黄楚九又推出了一款新的补药：百龄机。

　　百龄机源于一个具有润肠开胃功效的中药方，主要是针对食欲不振、消化不良等常见症状。这种类似的方子并不少见，但是黄楚九却从中看到了无限的商机，他准备投产推向市场。他本来起的名字是"百龄剂"，意为服用此药便可益寿延年，长命百岁，正好投合中国人多福多寿的心理。谁知阴差阳错，在印制广告时，"百龄剂"错排成了"百龄机"。如果重印的话，不但耗费钱财，还要大费周章，需要刊登更正启事。如果不重印吧，这个"机"字又让人不知所云。到底是黄楚九！他决定将错就错，而且专门抓住这个"机"字大做广告文章，意为：人体犹如一台机器，五脏六腑不管哪一部分出了问题，机器都会失灵。而"百龄机"却具有修补人体这台机器，恢复元气的效力。如此一来，反而误打误撞，将这块产品与当时盛行的科学、机器等新名词扯上了关系。

　　对于百龄机，他没有遵循常规的"薄利多销"原则，而利用了顾客"便宜无好货"的购物心理，把价格定得相对偏高。当然黄楚九同时也留有后路，他在一开始便已经做好了最坏的打算，因为在当时中法大药房已经有很高的声誉，他担心"百龄机"这款新产品万一失败，会影响到中法大药房、中西大药房的声誉，于是便特地新注册了一家新的"九福公司"来进行试产试销。

　　黄楚九采用的依然是密集的广告轰炸策略。一时间，巨幅的广告灯彻夜闪烁，报刊上到处都是百龄机的广告，黄楚九重金礼聘著名广告师周名刚、鸳鸯蝴蝶派作家徐卓呆等名人撰写广告词，"百龄机祛病补身之十大奇效""百龄机滋补人身十六部之证言""百龄机具备万能补力之原理""百龄机修补人身机器之效率"……类似的文章在当时的报刊上如浪翻潮涌，令人目不暇接。黄楚九还别出心裁，高薪聘

图 49　百龄机广告

请绘图高手绘制了《唐伯虎九美图》，并印制成精美挂历，赠送给沪上各家酒馆在显目地方悬挂，以引人注意。由于宣传到位，以至于该药剂尚未出厂，广告就已经几乎贴遍了上海的每一根电线杆。"百龄机"一时成了"热门话题"，在上海滩上家喻户晓（图 49）。

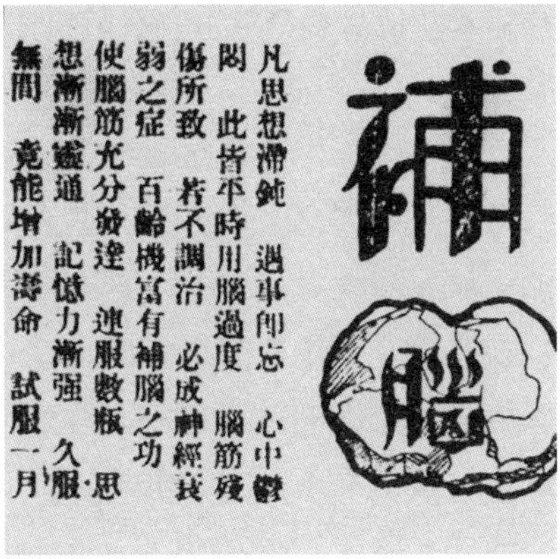

　　为了吸引读者，百龄机还用到了连环画广告的形式。1926 年，"百龄机"在《新闻报》上刊登广告，大意是一个人肾虚腰痛，梦遗阳痿，身体虚弱，听人劝告服百龄机一瓶，稍见功效，服完百龄机两瓶，肾部强健，恢复康健。故事情节本稀松平常，但该广告避免了长篇大论带来的冗繁，用一系列连环画的形式表现这一故事内容，每幅图周围都用圆圈区分开来，将连续的动作平面化，颇似现在的影视广告所造成的幻灯效果。

　　更让人称奇的是，黄楚九还四处派人寻觅了几十位高寿老人，一个个鹤发童颜，长须拂胸。然后，黄楚九在上海当时最有名的大世界娱乐场开办了一个"百龄大会"，排场盛大，热闹非凡，除了所谓的百岁老人之外，沪上各界名流也纷至沓来。一时间鼓乐齐鸣，车水马龙，可谓盛况空前。黄楚九将这次活动用纪录片的形式拍摄下来，到处播放。并将他们的合影刊登在报刊上，题目叫"百龄大会"。照片两旁的文字是："日服百龄机生奇效，百龄老人永远不老。"无疑，这当然是黄楚九进行广告宣传的"生意经"，事实上，这些高龄老人哪里可能日服百龄机呢？但从广告宣传的角度而言，"百龄会"的创意可谓用心良苦，取得了极佳的宣传效果。

　　一切似乎都在黄楚九的预料之中，如此下血本的广告宣传给九福公

翻手为云

司带来了巨大经济效益，百龄机由此又称为了黄楚九经手的一款畅销滋补药物。

毋庸讳言，黄楚九所经手的系列滋补药物的广告策划的成功，是特殊时代背景之下的产物。在当年的工商界，黄楚九可谓是广告宣传的大玩家和大赢家。在黄楚九的商界生涯中，正是其成功的广告策划，使他长期立于不败之地。但是，其对艾罗补脑汁、人造自来血、百龄机等滋补产品的过度宣传，乃至这些产品的疗效到底如何，在当时以及之后都引发了巨大的争议。所以，黄楚九在当时又被人称为是上海滩的"大滑头"，名声并不佳。他堪称是一个既充满传奇，同时又充满了争议的人物。

# 二、胡文虎

提起胡文虎这个名字，也许现在知道的人并不是很多，但提起"虎标万金油"，大概是无人不知，无人不晓了。20世纪前半叶，有一位侨商正是靠生产经营万金油发了大财，成了亿万富豪，他便是胡文虎。胡文虎所生产的"虎标良药"占据了中国、东南亚和西方一些国家的市场，销售网遍及半个地球，成为享誉全球的物美价廉的中成药。他本人因而被国人誉为"万金油大王"。

胡文虎祖籍是福建永定县中川乡，世代业医。其父1861年左右随移民潮移居到了缅甸。几年后，在仰光开办了永安堂国药行，一面门诊，一面卖中药。胡文虎自幼随父习医，长大后，子承父业，接管了永安堂。胡文虎头脑灵活，具有很强的经营才能。他很早就意识到如果能把传统中药丹、膏、丸、散之类的成药，用现代技术制成新的药剂，那么中药不仅有自己的传统优势，而且具有西药的优势，这样，中药的销路将大大拓宽。他在祖传具有热解毒、治蚊虫叮咬的"玉树神散"配方的基础上，以薄荷、樟脑、山苍子等为原料，采用西式制药方法，研制了新的成药，既物美，又价廉，这就是闻名世界的"万金油"。随后，胡文虎又创制了八卦丹、头痛粉、清快水、止痛散等成药。胡文虎还为永安堂设计了一个醒目的商标。这个商标以威武的老虎作为图案，同时还把永安堂中药铺改为"永安堂虎豹行"。这样，"虎标良药"横空出世了。

随着万金油在东南亚逐渐站稳脚跟，20世纪30年代起，胡文虎又逐渐进军中国市场。1932年始，他在厦门、福州、上海、天津、桂林、梧州等地设立分行。从此，虎标万金油等药，成为中国和东南亚各地居家必备、老少皆知的良药。为了抢占广阔的市场，胡文虎采用了诸多令人眼花缭乱的广告手段，不放过一切可以利用的机会来宣传自己和"虎标良药"，并且善于出奇制胜。

"虎标良药"刚创制出来，还不大为人知时，他就自己请人印制宣传单，广为发送。据说，当他在新加坡大街小巷看到"仁丹"药丸的张贴广告后，便仿而效之，从仰光印制了一大批万金油宣传广告，运到新加坡和马来亚等地请人张贴。有时，夜幕降临后，胡文虎甚至自己走街串巷，登墙张贴。一段时间内，新加坡的大街小巷、茶楼饭馆及各种公共场所，到处都可看到"虎标良药——万金油"的形形色色的张贴广告。

1931年，"九一八"事变爆发。次年，上海蔡廷锴将军领导的十九路军进行了抵制日军入侵的淞沪抗战。胡文虎捐款3万元和大批药品支援十九路军。蔡廷锴将军欣然题词答谢。胡文虎便以此在各大报刊为"虎标良药"大做广告。一时，"全国同胞敬仰之民族英雄蔡廷锴将军对虎标药之赞美"等标题，在全国各大报刊随处可见。依靠蔡廷锴的名人效应，使"虎标良药"之名一时风行全国。永安堂大药房曾印制发行了一本32开的彩色广告宣传册，印刷精美，图文并茂、雅俗共赏的广告册，以色彩艳丽、内容时尚的画面，用实用动情的文字，很好地宣传了"虎标"系列药品。其中首页上一女护士手托一盘永安堂药品，恬静善良，美丽优雅，背后是即将开赴战场的战士列队，下有红色广告词：请用虎标良药，保护救国英雄。另在左页配文字："英雄去救国，侬来救英雄。芳心无限热，尽在良药中。"炽热的爱国之情和美丽的画面完美的结合，取得了良好的宣传效果。

1935年10月，国民政府在上海召开第六届全国运动会。胡文虎作为马来亚华侨代表队总领队受到邀请。于是，他除了赞助全运会2.3万元

翻手为云

外，还事先花重金请美国福特汽车公司为他特制了一辆轿车。这辆轿车车头制成老虎形状，车灯像老虎眼睛，就连喇叭声也是老虎的叫声……出席运动会时，胡文虎特意把这辆车带到上海。当轿车载着胡文虎缓缓驶入上海滩时，老虎眼睛式的车灯闪烁，喇叭发出老虎的叫声……立即引起许多人围观，人们都以为来了一辆怪物。当天晚上，在招待会上，胡文虎又一次大出风头，他当场表示愿意拿出巨款，在全国各地建立1 000所小学！如此具有新闻轰动效应的"亮相"所引发的关注不难想象。果不其然，第二天，上海的大小报章纷纷予以报道。一时间，老虎车和胡文虎的"虎标良药"轰动了整个上海滩，成为人们议论的话题，成了妇孺皆知的东西。

国民党元老吴稚晖有一句人所共知的口头禅"放屁放屁，真是岂有此理"，胡文虎就叫人在上海报纸上做了一则广告，标题就是"放屁放屁，真正是有此理"，正文是河南某地某人寄给永安堂一封信，信中说：

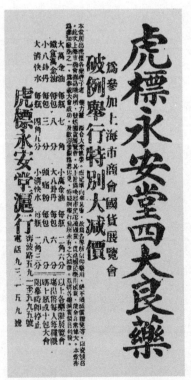

图 50　虎标永安堂 30 年代广告

"我某日某时突然肚子绞痛，跌倒在地，什么药都吃了，都未治好。后来我拿出一盒万金油，刮了一大块，用开水送服。过了不久，只觉得肚子里叽里咕噜响得厉害，放了几个大屁，就全好了。特此致函感谢！"这个包袱抖得巧妙至极，讽刺意味浓厚，令人捧腹大笑，人们读到这样的广告，在发笑之余不觉也记住了万金油的功效。

20 世纪 30 年代，国民党政府提倡"新生活运动"，胡文虎又做了一个广告，醒目的标题是"提倡新生活运动，必须揩油"，新生活运动有提倡廉洁奉公的内容，这里怎么竟在提倡"揩油"呢？读下去才知道广告是说政府提倡新生活运动，大家必须时时揩点万金油，提神醒脑，保持精神焕发，身体健康（图 50）。

抗日战争全面爆发后，胡文华前往重庆考察，发现在四川一带，日本的"仁丹"仍占据主要地位，"虎标良药"难以打入。胡文虎决定顺应抵制日货运动的需要，把日本"仁丹"赶出去。于是，虎标永安堂组织了多支"抗日宣传队"，分头深入工厂、农村等地，采用快板、话剧、歌舞等短小精悍的文艺节目，把抗日宣传与"虎标良药"的宣传有机地结合在一起。同时，还印发了大量宣传单发送给当地百姓，并免费赠送一些"虎标良药"。不久，"虎标良药"成为当地百姓人人尽知的良药。人们踊跃购买。日本的"仁丹"被迫退出了这一带的市场。

　　胡文虎小时候深受中国传统文化教育，自己就喜欢听人讲故事，看故事书。什么《三国演义》《西游记》等，曾深深吸引过他。于是，胡文虎专门请了一些文人来编故事。编一些群众喜闻乐见的历史故事、市井故事来宣传自己的产品。如宣传八卦丹时，用了一则小故事。大意是一对恋人接吻，男的有口臭，女的很讨厌。怎么办？于是引出了"口含八卦丹，包你吐气如兰"的广告词。又如1929年3月5日《申报》刊登的虎标永安堂"头痛粉"广告是以"新婚之夜"为题的小故事：

　　超凡和蕙兰的新婚之夜，他许多亲友意料他二人的甜蜜生活。虽南面王不易了，讵料事有不然者。超凡家是个大族，见礼须历数小时之久。蕙兰又是个娇躯，直累得她头脑胀痛了。起初羞于开口，后来到了房里，始和超凡说知。超凡道："呆哉吾爱，我这里备有灵如仙丹的虎标头痛粉，早和我说知，不是早给你治好了吗？"

　　这虽然是一则头痛粉的广告，却没有大谈特谈起成分如何、疗效多佳，但却令人印象深刻。以一个吸引人的标题，一段充满温情的小故事，自然地引出了头痛粉，而且在对话中巧妙地将该头痛粉疗效之佳讲得很清楚。而且这则广告还配了一幅图画，也很生动，画中新娘以手撑头暗示她在备受头痛的煎熬，新郎则一手拿着虎标永安堂头痛粉，一手揽着新娘的肩膀，正在说着什么。显然，这样的广告效果要比一般的广告好得好，图文并茂，相得益彰（图51）。

翻手为云

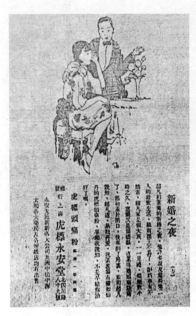 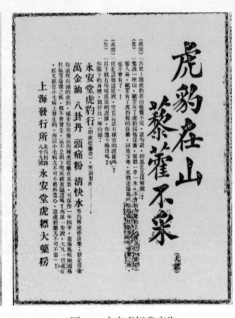

图 51　虎标永安堂头痛粉广告　　　　图 52　永安虎标堂广告

又如 1928 年 2 月刊登在《申报》上的一则虎标永安堂广告文案，广告标题为"虎豹在山，藜藿不采"，采用问答的形式：

（或问）"古史上说虎豹在山，藜藿不采，这句话，到底是怎样解说？"

（答）"他说有一座山，只要有了虎豹同他保卫，那就一草一木不会被人惊动了。换言之，即是一个人身，只要有了虎豹般的良药同他保卫，那就连伤风咳嗽头痛腹胀等疾也不会有了。"

（或问）"但是话虽这样说！究竟这话有确切的证据吗？"

（答）"目下就有现成的证据。你还不晓得吗？你阁下的身体，就好比一座山头：永安堂虎豹行（即虎标药坊）所创制的万金油、八卦丹、头痛粉、清快水等四种虎标良药，就是保卫这座山头的虎豹，只要你常备这四种虎标药在家里，可保你一年四季，连伤风咳嗽头痛等疾都不会发生。"

从这则广告中可以看出，虎标永安堂的文案设计相当用心。虽然是在介绍产品，但通过对于"虎豹在山，藜藿不采"的阐释，避免了直白地大赞广告，既宣传了广告，又寓教于乐，帮助读者增长了知识，有趣且通俗易懂（图52）。

为了在市场竞争中击败对手，保持和扩大自己商品的市场占有率，胡文虎甚至不惜投入重金开展"广告大战"。当时有一位名叫韦少伯的越南华侨商人生产了一种"佛标二天油"，产品功能与万金油相近。在胡文虎的"虎标良药"打开国内市场不久，"佛标二天油"也开始进军国内市场，且攻势强劲，使"虎标良药"在国内的销售量急剧下降。胡文虎决定要各分行不惜血本地展开广告宣传攻势，一定要把对手的攻势压回去，在气势上压倒对手，把国内市场夺回来。于是，双方展开了激烈的广告宣传竞争。当时上海、南京等大城市的报章，充满了胡文虎与韦少伯两家的广告。往往是头一天，一家广告所占用的版面大一点，第二天，另一家广告的版面更大。广告的内容也不断地标新立异。这场"虎""佛"之争从香港杀到华南、华北。最后，韦少伯由于实力稍逊一筹，难以招架，不得不退出国内市场。

胡文虎无疑具有广告的商业天赋，他将虎标的广告几乎做到了无孔不入的地步，甚至于胡文虎所穿的衣服，系的领带，挂表上的金牌等，上面都绣有或镶有"虎"形商标（图53）。他曾说过，无论何时何地，只要看到别人的广告宣传，就会立即联想到这种广告对于自己虎标产品的宣传是否合适，或者是否对自己有借鉴之处。同时，他还总要想办法超越别人，广告比别人做得更醒目，更引人注意。有一次，胡文虎路过广州，见一家戏院正在搞义演。胡文虎思忖了一下，走近戏院门前看了个究竟。原来戏院规定，买最高价票的人可以得到贵宾待遇。于是，他花500元买了一张最高价的票。

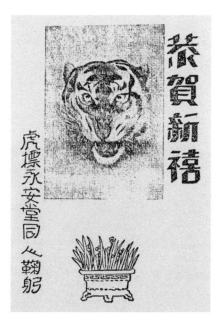

图53　虎标永安堂广告

结果被戏院当作贵宾招待。新闻记者蜂拥而至，纷纷围着他采访。胡文虎趁机把自己的身份和"虎标良药"介绍了一番。结果，第二天，胡文虎这个名字连同"虎标良药"见诸广州各大报刊。正如他自己所说，虽然花了 500 元钱，但是既做了善事，又为自己的产品进行了广告宣传，一举两得，当然值得！

近代上海的医药广告领域涌现出的成功者颇多，而黄楚九、胡文虎无疑是其中的代表性人物。他们都是当时运用各种医药广告手段进行宣传促销的高手，他们都有中医从业背景，所主推的产品也都是利用传统中医药方，强调某些药物的防治功能，并将之与现代制药工艺结合，推出了系列的丸、油之类的产品，通过密集、具有针对性的广告策略，将其推向广大消费者。虽然对于他们的宣传方式在当时便有着种种争议，但是他们大胆求新的广告理念以及种种高妙的广告手段，不仅在当时获得了巨大的商业上成功，即便是对于今天的医药广告的策划，也不乏值得借鉴之处。

# 强身与滋补

## ——戒烟药与补药广告

在近代的医药类广告中，药物广告的数量和种类非常多。这当然是近代制药业和广告业发展和繁盛的重要体现，但是，令人惊诧的是，药物广告中，有两种药几乎贯穿了整个近代史——戒烟药和补药。以戒烟药为例，笔者以"戒烟"为关键词搜索《申报》数据库，相关的戒烟广告数量达 28 000 余条之多。这两种药的流行绝不只是单纯的医学问题，而是与当时的社会风气和文化取向相关，都同当时中国人的"病夫"形象有关。

广告是社会生活情况的如实反映，难怪 20 世纪 20 年代，著名报人戈公振在《中国报学史》中对当时报刊的广告发展进行回顾时，发现广告版面中"面积以医药一种所占最大"，不由得发出感叹："外人以'东亚病夫'谥我国，诚非诬也。"东亚病夫（Sick man of East Asia）一词最早出自上海《字林西报》于 1896 年 10 月 17 日登载的一篇文章，作者为英国人，原文为英文，后梁启超所办《时务报》翻译时，将其译为"东亚病夫"。这一蔑称深深刺痛了当时的中国人。确实，自晚清以来，鸦片在中国流毒无穷，吸食鸦片者吞云吐雾，麻秆身体，面黄肌瘦，可不正是一个病夫的形象吗？特别是甲午战争惨败给日本之后，举国上下震惊之余，反思的声音日益增长，对于国人病夫形象的哀其不幸，对于国家衰亡的怒其不争，逐渐汇聚成时代的呼声。"强国必先强种"的思想深入人心。正如 20 世纪 30 年代某补药"血中宝"广告词所云："吾人谁甘愿做东亚病夫，吾人谁不愿身体康强？"摆脱"东亚病夫"的帽子，重塑"健康国民"形象成为普遍的社会共识，具体到医药领域，最大的体现便是戒烟药与滋补药物的盛行一时。相应的，戒烟药广告与滋补药的广告比比皆是也便不难理解了。

# 一、戒烟药广告

近代，鸦片烟被西方列强作为侵略中国的工具，给中华民族带来了无穷的危害，成为困扰中华民族的精神枷锁。而上海自开埠以来，一直是中国最大的鸦片进口和消费口岸。陈无我在《老上海三十年见闻录》中记载："二十年前初到上海之人，咸谓上海有一奇事，即狂吸鸦片。人不能一日舍粟菽，上海则土店多于米店，烟馆多于饭馆。"

众所周知，鸦片在历史上曾被作为药物使用，明代大药物学家李时珍在《本草纲目》中便已对其药用价值有所记述。但医界也早就发现，长期或过量使用鸦片，会造成严重的药物依赖性；作为毒品吸食，则对人体产生难以挽回的损害，导致高度心理及生理依赖性，甚至会导致死亡。危害如此之大，如何才能摆脱上述枷锁是近代长期缠绕在国人心中的一个痼疾。

针对鸦片烟导致的无穷祸害，许多商家却从中反倒嗅到了无限商机。当时中外的各个药商都纷纷在研制、推销自己的戒烟药产品。各类"戒烟丸""戒烟粉""戒烟乾坤丹"之类的药物纷纷涌现。

在早期，外商的戒烟药广告占的比重极高，而且不惜重金，往往都是常年在报纸上刊登，不啻为一种"视觉轰炸"。比如1872年7、8月，上洋大药房的戒烟药广告《外国戒烟白药粉》就在《申报》连续刊登了两个月之久。而像大英医院的"戒烟药"广告也是当时《申报》广告版面的老面孔，频频出现。这些戒烟广告大都内容不变，过一段时间就出现在报纸上。如生生堂药局的广告《看书即知戒烟法》从19世纪70年代一直做到了80年代，同样的标题，同样的内容，数年如一日地持续现身，虽然内容颇为枯燥无味，但是时间长了，毕竟让读者不知不觉间已经将其记住。

国产的戒烟药广告早期相对来说数量较少，但是19世纪末，随着华人药商的飞速崛起，戒烟药的广告数量也迅速增多。华商的策略也与外商类似，只是在广告内容上更加注重本土化，强调该产品的国药属性而已。如 1935 年 11 月,《申报》上刊登署名为“鸣谢人法租界霞飞徐国彬启”的广告，大标题“感谢名医安全戒烟”，下列口号：“国药奇方，灵效无双。半月戒净，精固神强。见烟自厌，工作正常。毫无痛苦，自由安康。”再下面则是详细叙述过程的文字云云。

戒烟广告虽然目的一致，但采用的方式却有很大区别。有些是以瘾君子身份现身说法，名为讲述自己戒烟经过，实则亦为戒烟产品作了广告。如 1873 年《申报》上的一则《戒烟妙方》广告：

余吸烟二十余年，戒烟药间尝试之。抄方亦多修合服过数次。效者少，而不效者多。皆由脏腑中之积滞难清也。故中道而止者有之。去冬，阅《申报》中有平湖省悟子论及，沪城内鱼行桥南首省吾斋膏之灵验，因购试之，依法二成和入烟膏，吸常过瘾，始不觉戒烟之苦。继则瘾自渐除，且增饮食。诚戒烟中之圣品也。愿有志者共试之。

岭南澹云氏谨白

这则广告显然是一则假托瘾君子之名，为某戒烟药而写的广告。由此可见，软文广告几乎是伴随着近代报刊的出现便已见诸报章了。这种软文广告在报刊上长盛不衰，如到了 20 世纪 30～40 年代,《申报》上的广告栏内依然不少此类文章，甚至有越来越多之嫌。如 1936 年 4 月 16 日刊登的《鸣谢戒烟圣手名医刘春溥先生》的广告，同样是突出医家“戒烟圣手”的称号。

有些广告是从药物的成分和功效入手，如 1872 年省吾斋的戒烟膏丸广告强调其生产的戒烟药“不独戒烟，兼可治病，又能救治误服生烟生土。以致力四远闻名”。(图 54) 1890 年《申报》上

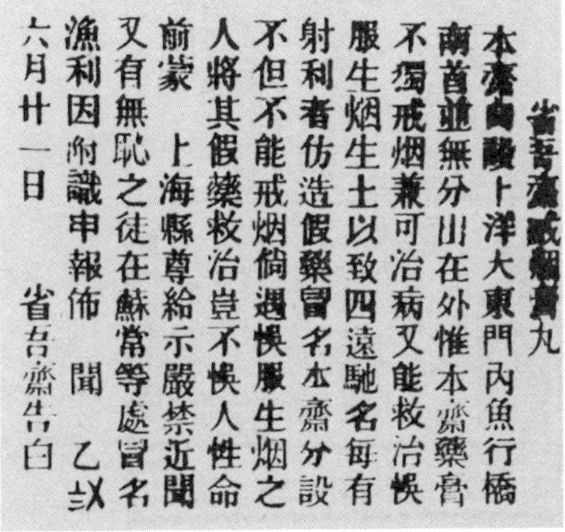
省吾齋戒烟膏丸
本齋向設上洋大東門內魚行橋
南首並無分出在外惟本齋藥膏
不獨戒烟兼可治病又能救治悞
服生烟生土以致四遠馳名每有
射利者仿造假藥冒名本齋分設
不但不能戒烟倘遇悞服生烟之
人將其假藥救治豈不悞人性命
前蒙 上海縣尊給示嚴禁近聞
又有無恥之徒在蘇常等處冒名
漁利因附識申報佈 聞 乙亥
六月廿一日 省吾齋告白

图 54　1872 年《申报》省吾斋戒烟膏丸广告

的一则戒烟药着重强调的是其方药的组成成分：

此丸能以少制多，以奇致胜，应效如神，包易戒断。内用犀牛黄以去顽痰，龙涎香以化烟积、正土木，人参牝鹿茸以培元而补气，其余术茯苓草等药则熬膏去渣，取其精液而为丸。是以丸少而力大，易减又易戒，服丸后如食足烟之精神，且能令闻烟反厌而心引不生，顿悟前非转觉戒烟之为易耳，其初戒也开胃提神，固无痰……

广告不但将药物的成分介绍得非常明确，而且对各成分的功效也一一道明，并且专门从传统中医学医理的角度进行分析，可谓是娓娓道来，对于当时尚习惯阴阳五行之理的大多数国人而言，读了之后自然会更容易接受，感觉有更强的说服力。

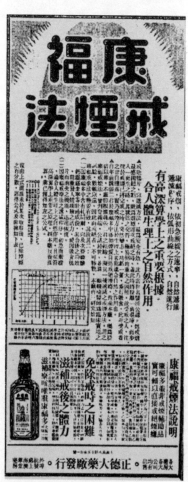

有些戒烟广告则有理有据，并借助于当时流行的"科学"的理论来进行分析。如30年代《申报》上常常刊登的《康福戒烟法》广告，在标题上就突出显示"有高深算学上之重要根据，合人体生理上之自然作用"（图55）。该广告直接告诉戒烟者，戒烟实际上是一件困难的事，如果突然戒掉，反而不符合人体的生理规律，所以很多人因此无法戒烟成功。该广告中运用了诸多的科学术语和符号，并采用了诸多数据和图表的方式，直观地表明这种戒烟法是按照弧形曲线递减程序的，同时反复强调这是专家精心研究所得的成果，"此乃当世名医所公认"，

图55 《申报》上的康福戒烟法广告

借以突出该戒烟方法的科学性。如此一来，有道理也有根据，对于部分屡屡戒烟失败的人来说，不啻又看到了一丝希望，而这正是这一广告所要取得的宣传效果。

有些戒烟广告则是大义凛然，将戒烟问题上升到国家、民族危亡高度，如 1906 年 1 月《申报》的一则戒烟茶广告：

今日爱国、爱时之士均大声疾呼，云鸦片为亡中国之具，鸦片为亡中国之具其言不可谓不警切，实足以唤醒我酣睡之同胞，虽然极鸦片之害，岂特亡国已哉？实欲亡种耳！盖鸦片之耗人气血、吸人精液，竟可使雄武之丈夫顷刻成一颓唐之弱子！其弱人体质竟有如此之速且烈！嗟！我中国误染此毒者已占一大部分，任其蔓延，不为挽救，茫茫后顾，中国尚可言耶？况我国人大都蹙其背、龟其首，已奄奄无生气，若再加以鸦片之毒，有不速灭亡之惨祸耶？恐吾国将演第二之美洲矣！莫谓予言之过，问今日红黑两种尚能存于天演界耶？马湘伯曾少卿两先生急急发起振武宗社，亦为是也。仆也国中之一分子，观此剧烈之祸害，敢不随诸热心君子之后以尽我天职耶！盖仆昔日曾研究鸦片之性质，及人之瘾此者如何可以不受痛苦易于戒绝，使人人无论瘾之大小，自可于不知不觉之中将烟毒消除净尽，无痛苦、无弊害任何体质咸见适宜。发售以来，因此而戒绝者已有多人，其效已见，今有忧时之士见鄙人此种药品颇可救时，爰联合同志立一公司乃将此茶扩充制造，务以摧除锄灭亡国亡种之人祸根为目的，想我同胞不乏爱国爱种之志士，定多欢迎此举，广为劝戒，以存已亡之中国也……

该广告不再将鸦片的危害局限在个人的得失，而将其升华为事关国家的兴亡，认为鸦片为"亡中国之具"且不足："虽然极鸦片之害，岂特亡国已哉？实欲亡种耳！"如果对这种情形不加以制止，其后果将会是"茫茫后顾，中国尚可言耶？""有不速灭亡之惨祸耶？恐吾国将演第二之美洲矣！"于是制造戒烟药就是以"摧除锄灭亡国亡种之人祸根为目的"，戒烟不仅仅是解救个人之痛苦，而是挽救民族危亡之功臣。由此顺理成章地推出自己所生产的戒烟产品。

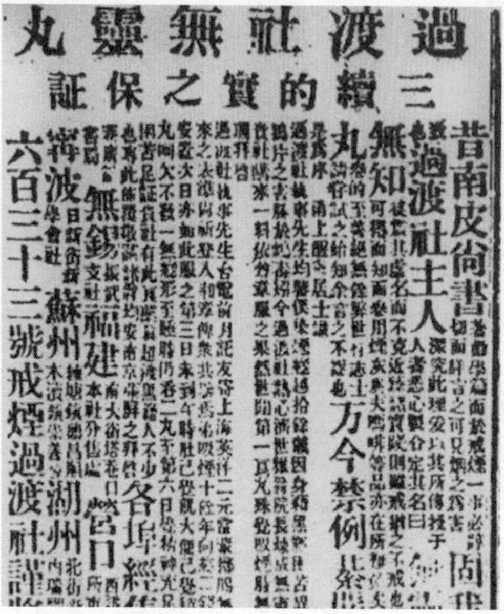

图 56 《申报》戒烟广告

有些戒烟广告则引用名人名言来为广告张目，如 1906 年 4 月 6 日过渡社"无灵丸"的广告中就云：

> 昔南皮尚书著《劝学篇》，而于戒烟一事必谆切而详言之，可见鸦片之危害固我同胞之目击而痛心者也，顾有欲除其害而害若不胜除者，此何以故……（图 56）

文中所提"南皮尚书"即指晚清的名臣张之洞，张之洞所作的《劝学篇》在当时流传颇广，有着广泛的社会影响力，这则广告借其之口来进行宣传，自然是醉翁之意不在酒。

还有一些戒烟药则突出推荐者和创制者的身份，如 1917 年 5 月 31 日《申报》刊登的中和国药房"戒烟丹"广告，除了突出"国货"二字，更以标题的形式突出"代国务总理伍外交长劝服""上海名医丁甘仁先生新发明国货戒烟丹"的字样。同年 9 月 17 日该戒烟丹的广告则大标题突出"黑暗中明灯""名医丁甘仁先生新发明"的字样。

随着近代医院制度的创立，不少医院设立了相应的戒烟科、戒烟院之类的机构，在报纸上刊登相关广告的也不在少数。譬如，1940 年 11 月《申报》上刊登有《敬谢国际疗养院戒烟科各医师》的广告，落款署名为"上海大光通讯社记者程耕农启"，对于戒烟过程的描述也更具体，但依然摆脱不了广告的味道。有些甚至打着军队用药的旗号，如 1911 年 10 月 26 日宣扬的戒烟广告是"海军戒烟药汁"。还有些戒烟广告则打出了"奉旨戒烟新药"的标题（1909 年 6 月 1 日《申报》）（图 57），当然，这些只是广告宣传的噱头而已，其实内容并无多少新意可言。

需要指出的是，当时社会各界对于市场上盛行的戒烟药的评价普遍不高，即便医界中的不少人也对此抱有谨慎的态度。这主要是因为各式各样的戒烟药丸、药膏虽然在当时的市场上流通很广，而且由于服用方便，价格低廉，而且号称能够无痛苦的戒烟，因此深受烟民的欢迎，但其功效却多值得怀疑。总体来看，各类"戒烟药"良莠不齐，当时一些奸商利欲熏心，假借制造戒烟丸药名义，将吗啡等麻醉性药物掺入所谓戒烟药内，如白丸、红丸、金丹等，实际上就是鸦片的替代毒品，甚至包括比鸦片毒性更甚的吗啡在西药房里被作为"戒烟药"公开出售，借着戒烟药之名流入包括上海在内的沿海城市。比如1872年，《申报》上就刊有英国医生创办的上海大英医院的《戒烟药》广告："本院由伦敦新到解烟膜啡哑散多箱，其药醇正且有力，故杜瘾之效较为捷

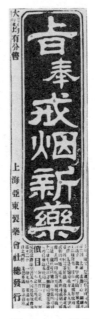

图57 1909年戒烟广告

速。零碎发卖，每包取价一元。如有多办者，又可从减折卖。"这则戒烟药广告中，大英医院所说的戒烟药，其主要成分其实就是吗啡。众所周知，其实吗啡的毒性远甚于鸦片，因此这种以毒攻毒的结果，不但不能戒除毒瘾，反而使得烟民的毒瘾更烈！本来出发点或许是为了戒烟，但最终却背离了戒烟宗旨者不在少数。这恐怕也是在整个近代，虽然戒烟的口号一喊再喊，戒烟广告一再刊登，戒烟药的名目一再翻新，但是烟瘾却屡禁不止的缘故之一吧。

## 二、滋补药广告

在近代医学史上，中西医之争是一个贯穿始终的主线。中西医两者的关系在近代形同水火，在民国时甚至一度到了白热化的程度。但是这种激烈对抗的情形在补药广告中却并不明显，西方医药与中医滋补传统相对较为融洽地结合在一起。这其中重要的一个因素，便是晚

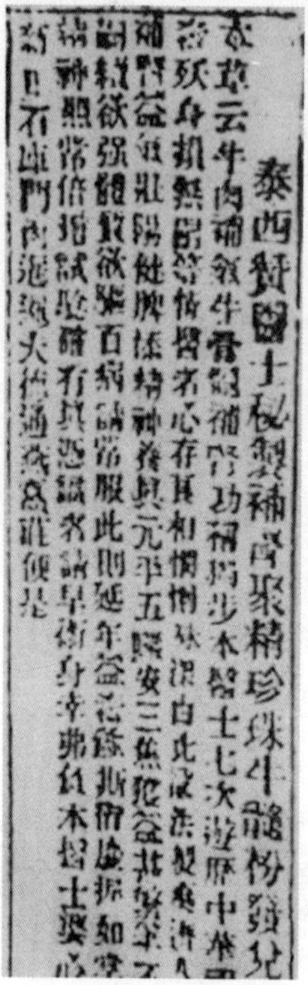
泰西醫士秘製補腎聚精珍珠牛髓粉發兌

图 58　早期《申报》上补肾聚精珍珠牛髓粉广告

清西式补药进入中国市场时，大量借用了中医概念来描述其功效，尽力追求补药本土化的效果。

西药药商在进行广告宣传时有意无意地模糊了西式补药和中式补药的差别，由此，西式补药的广告语言和同一时期传统补药的广告语言风格显得很相似。比如一种号称具有补肾作用的“补肾聚精珍珠牛髓粉”，虽然是由号称游历中华七次的西方医生创制，原料也来自西方的牛体，但广告开篇却是：“《本草》云：牛肉补气，牛骨髓补肾……”通篇充满了补肾益气、壮阳健脾，添精神、养真元、平五脏、安三焦之类的中医词汇（图 58）。所以，很多西药房的补药，单从名称和介绍上来看，和传统中医滋补类药物并无差别，比如屈臣氏药店所售就包括十全大补丸、赤脚大仙丸、八仙长寿丸、天王补心丸、参茸白凤丸等。

从医学史的发展来看，中医学对于补益功能的药物历来都很重视，《神农本草经》中将药物分为上、中、下三品，上品药物多被认为具有延年益寿的滋补功效。在长期的实践当中，也出现了一些较为公认的具有补益功能的药物，一般分为补气、补血、补阳、补阴等，如常用的补气药有人参、西洋参、太子参、党参等；常用的补血药有当归、熟地、何首乌、阿胶、白芍、枸杞子等；常用的补阴药有北沙参、玉竹、麦冬、天冬、冬虫夏草、黄精等；常用的补阳药有鹿茸、鹿角胶、狗鞭、海马、蛤蚧、紫河车、锁阳等。对于这些药物运用得当，确实可以补益身体。在医药实践中，也出现了诸多有名的补益方，如气血双补的八珍汤，补阴所用的六味地黄丸、大补阴丸，补阳所用的肾气丸、右归丸等。数千年来，这种传统的滋补观念已经深入人心，岁时进补已经成为许多地方的习俗，上海地区当然也不例外。

到了近代，这种补益之风依然在民间长盛不衰，仍有着极强的群众基础。这也正是近代滋补药物之所以大行于世的社会文化土壤。黄楚九大力推出的"艾罗补脑汁""人造自来血""百龄机"等补药之所以畅销不衰，固然很大程度上要归功于其巨资投入广告策略的成功，但是倘若不是社会层面有这样的文化传统与需求，绝不可能取得这么大的成功。

利用传统中医药方制作的各种具有滋补功效的保健品，是近代最为风行的品种之一，这些保健品强调某些中药的防治功能，并与日常饮食消费结合起来，形成了各种保健酒、保健丸、保健油之类的系列产品。药商取这种本土化的药名，无疑是为了迎合消费者的喜好，而对于中国的消费者来说，他们也不需要了解太多西方医药的新知识，而是通过自己已有的知识概念储备，便可以理解这些新式的补药的原理、效果，自然也更容易接受。

近代补药品种繁多，广告也五花八门，但其中有几类相对较为集中的是补血药、补肾药、补脑药（图59）。

在晚清时已经出现许多补血药的广告，其中一类是传统的中药补血药。当时，各大传统中药店铺在报刊上作广告的还很少，但事实上通过仿单、幌子等传统形式进行广告宣传的始终存在。当在《申报》等报刊上也已经逐渐出现一些传统补血药的广告。如广东詹诚德堂在《申报》上刊登的"吉林大山人参补血生精丸""真正人参补血生精延寿种子丸"等系列产品。又如1939年1月20日奚良济堂在《申报》刊登的补品广告："讲究冬令补品，虎鹿龟驴诸胶，精制饮片，膏滋补方"，其产品包括林公戒烟膏、十全大补丸，参茸燕银耳等，并提供接方送药、代客煎药服务。同一天童延春人参再造丸的广告也强调其功效："荣养气血，功效伟大。舒筋活络，男女咸宜。强肾补脑，四季常服。益精提神，百病不侵。"

1880年前后，报纸上已经出现了由外商发售的补血药广告。如1882年8月7日科发药房所售的"秘制补血药"已经在《申报》上刊登广

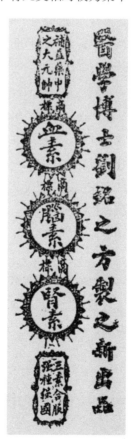

图59 1911年补药广告

告，当时还没有商标，其广告云：

> 凡人身以血为主。血旺则强壮，血衰则身弱而易生疾病。本药房秘制此药，专能生血、补血、活血，且可治干血劳症，均可奏效。灵验无比。赐顾者须认明本药房招牌……

上海中西大药房发售的"补血铁液丸"、五洲大药房所研制的博罗德补血药（五洲大药房的发家产品），在广告中都声称该产品的研制借用了西人之法，滋补效果甚佳。"凡心亏血小，因而体弱无力者，一经尝服，均得益血壮体之效果""大瓶二元，每打二十元，小瓶一元二角，每打十二元"。

补血类的药物中最知名的当然是"人造自来血"（详见前文），但是当时类似的补血广告非常多，绝不在少数，只是大多被人造自来血的光芒掩盖而已。如"补血葡萄酒"，宣称以葡萄为主，主治妇女血亏，因酒为百病之长，能通行周身之血脉，再加上健脾补中之要药，且男女适用，功效极速。再如"尔康"的广告，也宣称其有补血功效，能使新血激增，代谢旺盛，面色红润。又如加拿大威廉士药局制造的"威廉士红色补丸"在当时广告也出现频率很高，其宣传服用威廉士红色补丸可以补血健脑、治愈失眠、促进消化、预防衰老，调整女性经期，甚至能使血液变得浓稠，排除疾病菌等。另有老晋隆洋行发售的燕医生"红血丸"广告也宣传类似的功效，如其1929年12月14日的广告云：

> 血液足则身体健康，理所固然。如服燕医生红血丸，定有补血强身开胃健脑之功。凡患血亏气衰、胃力薄弱、脑虚精亏、神倦力乏、腰背酸痛、诸虚百损者，诚为最合宜之良药。

老牌洋行老德记所发售的"十全大补丸"广告中则强调铁元素对补血的重要性，其中开篇也先强调"铁质"在药材部内自古就有：

> 盖铁质之收列药材部内，自古以来有之，而医士之知为补身符者，

宇宙亦无国蔑有。盖以人身弱而转壮，衰而变健，无如此铁材质奏效也。惜乎，炼合之法，昔时不得其妙，故每阻于取用。幸善制之法，近已良得，而此药质之裨益世人，已倍于从前矣。前老德记自造铁丸，因制法最新且精，故丸既小而奏效极大。且因制炼之妙，即人胃之最弱者亦仍易于消化，可以走入血内。缘此药一过胃内，所生之汁液捷于融化。既入血，而血为之红血。红着，即壮健者之象也。故凡男女血气已衰败，或精神不兴旺者，或因失血痢或因寒虐吸烟或因酒色不慎所致诸病，能服此丸尽可获益。惟愿姑试一次而不失所望，可必矣。至于助人生子，原为补身之第一快事，亦大可用也。

事实上，"铁质"一词当然是来自西方的化学概念，但该广告却先声夺人，将铁质的作用描述为中西医药自古就共同认可，以此加强铁剂作为补品的正当性。广告中对于铁质补血原理的解释，将西方医学知识中铁元素可以治疗贫血的观念和中国传统医学中血气的观念衔接了起来：铁可以让血色变红，而红血代表着健康，这就让中国消费者可以较为轻松地了解该补药的功效。这种中西观念杂糅结合的广告手法也正是当时补药广告中普遍存在的现象。

即便在西式的补药已经大行其道之后，传统医学中的精、血等概念依然没有消失，而是与西药知识混杂在一起进行流传。如 1920 年 12 月 26 日，爱华制药会社的"实验保肾固精丸"在《申报》上做广告，便以此药具有补血生精、壮神益气的功效而作为卖点进行推销（图 60）。1939 年 12 月 10 日该药所作广告同样强调："凡肾亏血衰之人，一到冬天，因天然抵抗力薄弱之故，每觉缩手缩脚"，而服用了"实验保肾固精丸"之后，便"能使肾气充足，血液畅旺。"又如老德

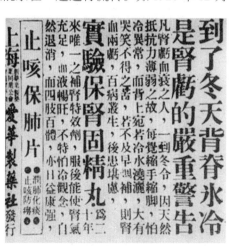

图 60　实验保肾固精丸广告

记"百补固精丸"的广告中更详细地阐述了精的重要性："窃谓人之所赖以生，在曰精、曰气、曰神三者而已。三者之中，精之关系最重。精如一耗，神气亦随之而委，殆将与鬼之邻矣。盖精足则目能视，而足能步，劳而御，而体成充积之。可以保浑身之骨髓。泄之，可以传无限之螽斯。卫生人之极宜爱惜。若少年色欲过度，或体弱操心，每患梦遗、滑精之症，延之日久，渐成虚痨……"可见，药商在这里采用的依然是传统的中医术语，突出了精作为男性身体健康的根源，补精就能保养身体。但是这样的介绍即便是用之于外商的滋补药，但对于当时的消费者而言，却无疑更容易接受。

如果说补血、补肾类药物自古皆有的话，那么补脑类的滋补药物的大行于道则是近代才开始。近代的补药广告中引进了西医的新概念，对"脑"与"肾"有了新的认识，引导当时传统健康观的转变。传统中医学中的"精""血"概念依然存在，并与西药知识杂糅。在传统中医基础理论中，脑为髓海，属于奇恒之腑，《灵枢》言"人始生，先成精，精成而脑髓生"，强调先天之精的重要性，并且认为人的精神思维由心所主。而近代"养身培元补脑药"等一系列补药广告中则接受了西医的新的大脑的观念，在广告中大肆宣传"脑为一身之主，脑健者延年益寿，长学问增知识"。

提到近代的补脑药，许多人一下子会想到黄楚九的"艾罗补脑汁"。确实，要论名声最大，利润最高的确实非艾罗补脑汁莫属。事实上，当时的补脑类药物很多，艾罗补脑汁并非最早出现，但是由于黄楚九的广告营销宣传攻势着实利害，才让其变得家喻户晓。1903 年 1 月 8 日开始，《申报》上便有一种名为"渣砰多补脑丸"（CHAPOTEAUTS CAPSULES OF PHOSPHO-GLYCERATE OF LIME）广告开始出现，强调脑的重要性："脑为一身之主宰，一身之心思、气力、智慧、聪明，莫不听之于脑……"广告宣称该药系由法国医生研制，"特别用各种生物的脑髓精血，合以上品药料，用白胶壳包裹成胶囊"，该广告一直在《申报》上持续出现了一年多。到了 1905 年，又出现了另外一种名为"佛罗补脑汁"的产品，该广告是以歌谣形式出现："佛罗补脑汁，希世神药出。每日服三次，百病永绝除……"佛罗补脑汁的广告花样繁多，既有歌谣，也有演说词，还有人体生理图示，如其在 1905 年 4 月 16 日的广告中，便画了一个人体生理图，以图文并茂的形式来说明补脑汁的效果。

1905 年的 5 月，艾罗补脑汁液的广告在《申报》上大量出现，开始了黄楚九擅长的广告轰炸模式。有时一天的《申报》上，就会有两则艾罗补脑汁的广告。这个月还出现了一种名为"勒喊格尔原牌补脑汁"的补脑药，是由勒喊药房所发布的广告。两家补脑汁的广告此起彼伏，在《申报》上大打营销战。特别是艾罗补脑汁，在《申报》上的广告一天不落，吸引了足够的眼球。这场商战最后以艾罗补脑汁的压倒性胜利而告终。佛罗补脑汁的广告暂时从《申报》消失了，但到了当年的 11 月 9 日，佛罗补脑汁的广告又开始出现，并出现了新的促销手段"买一送一"，购买一瓶补脑汁，赠送一瓶上品牛奶，多买多送。但这场促销似乎是昙花一现，因为广告出现没几次，很快又消失了。

除了上述这些之外，在这场补脑药物的销售运动中又陆续出现了诸多的补脑药，如：1905 年 7 月 21 日，上海博济医院分支大药房也开法了"补脑汁"进行销售，在《申报》上刊登广告。1906 年，"日本帝国补脑丸"的广告开始出现，1907 年，中英大药房新出唐制家用良药"养身培元补脑药""补血葡萄酒"，此后，还陆续出现了格尔士原牌补脑汁、渣普多补脑丸（维亚儿药房）、英京威而耕大医士补脑丸（同济大药房）、保自由补脑汁（中法大药房）、唐制养肾培元补脑药（中英大药房）、爱乐医生奇效补脑汁、补脑蜜磷粉与甘油磷补脑糖浆（科发药房）、补脑益智粉（亚洲西药局）、米美尔补脑汁（美林登药厂）、科发强慧米补脑圣药（科发药房）等产品。还有一些打着擦边球的补脑产品，如美国的养生素（天经洋行）、华美实业公司的发售的大美国华来福骆驼牌补体丸等也强调其具有"健体补脑"的功效。就连中医也与时俱进，推出了补脑药方，如 1909 年，张锡纯在《医学衷中参西录》中所提出的"补脑振痿汤"。

随着补脑汁行销全国，补脑的概念也随之深入人心。直到 20 世纪 30～40 年代，依然不断有各种新的补脑产品来作广告。例如 1936 年 10 月 22 日《申报》第七版出现了名为"脑力多"的广告，强调其为"补脑

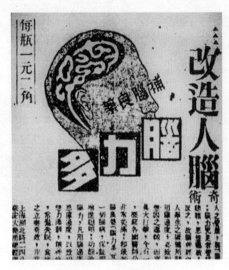

图61 脑力多广告

良药",称其具有"改造人脑奇术",广告还画了一幅人脑的示意图,可是这样一种"神药"价格居然才每瓶一元二角(图61)。甚至于就连薯干的广告也拿"补脑"作为热点,如1936年9月11日,英商滋丰洋行所作的"维太薯干"广告,其大字凸显的特点便是"强身补脑,老少咸宜"。为了佐证这一点,还特意附上了各类营养物的含量表,如铁含量1.18%,钙含量2.57%……在广告词里则强调其中含有的多种矿物质和维太命:

> 维太薯干为美国名产,经科学之炼制,更觉香脆可口,且含有人身必需之九种矿质。其原有各种之维太命(vita)毫不消失。强健体魄,生精提神,诚营养身心之佳品也。

从这些描述来看,所谓"补脑"云云,只能理解为"蹭热点"。不过考虑到当时永安虎标堂所售卖的"虎标头痛粉"居然也强调其具有"补脑活血"的效果,那么,各类广告处处都以"补脑"作为营销热点,也就不难理解了。

当然,所谓补血、补脑云云,这只是相对而分,其实不少补药都是号称具有多种功效,甚至有宣称老少咸宜的。如太和药房发行的号称"站在补品第一道战线"的"人中宝"就宣称:"老年服之,精神矍铄;中年服之,身壮脑健;幼年服之,发育健全;妇女服之,调经种子。"(《申报》1933年11月10日)后来对人中宝功效的描述干脆更为简略直白:"补气补血补脑补精,面面俱到。"这样的介绍只能视为广告用语了。

要之,在近代强国保种的时代主旋律下,铺天盖地的戒烟广告、滋补广告迅速抓住了人们的痛点。试看一种名为"血中宝"的产品的广告语，"吾人谁甘愿做东亚病夫，吾人谁不愿身体康强？如欲身体康强，请服强有力的补气补血，补虚补脑，反弱为强的血中宝。"试问消费者看了这样的广告，能不引发强烈的"强体""补脑"的欲望？当然，这些很大程度上都是商业行为。但客观上，近代补益广告的盛行，在不知不觉中将新式的"健康"观念推行开去，在促进西方医药传播的同时，也促进了中西医药文化的融合。本来势不两立的中西医文化在共同的商业追求下，实现了神奇的融合。诸多中西结合的新式补药的出现，也改变了人们对于滋补的固有概念，其影响直到今天依然余波未散。

# 医药广告与爱国情怀

广告是商业社会的产物，具有商品的属性，除了经济价值之外，它还具有一定的社会价值，同样可以传递相应的价值观，体现出一定的价值取向。众所周知，自18世纪中叶以来，列强的侵略步步深入，曾经的泱泱大国不仅遭受深重的灾难和耻辱，而且面临着亡国灭种的危险，这一方面让中国人倍感屈辱，同时也不断激发了中国民众的民族意识与爱国主义情怀，形成了中华民族反侵略反压迫的爱国主义思想潮流。在这个潮流中，历来被认为是"唯利是图"的商人阶层也表现出应有的爱国热情。他们在从事工商业经营之时，利用给产品做广告和给产品命名的机会，在方寸之内表达他们"抵制洋货，振兴国货"和抵抗侵略振兴中华的心愿，这些在近代的广告中都有真切的展现。

作为广告的重要组成部分，近代的医药广告不仅仅是促销医药产品的工具，而且也是真实、生动反映近代社会价值取向与时代风貌的载体，特别是爱国主义情怀更是在其中展露无遗。而各种媒体工具则成为商家传递"爱国主义"的战场，各路商家纷纷使出浑身解数将自家广告文案与爱国语言紧密结合起来。民众的身体健康不再是个人的事情，而是与民族、国家的前途联系起来；服用国产药物，购买国货成为国民天职，成为爱国的表现。医药广告在这一时期的发展显然受到了国货运动的很大影响，不但国货广告数量极具增多，而且在广告宣传策略上，"国货""爱国"等主题日趋成为常态和利器。

# 一、医药广告主题与时事结合

广告的投放要把握时机，借助热点事件进行营销策划是现代人最熟悉不过的广告手法，俗称"蹭热度"。但是这绝不是什么新发明，在近代医药广告中，借助于各类热点事件，特别是最容易激起民众关注度的时事新闻进行广告宣传的不在少数。

如 1911 年 10 月 10 日，武昌起义发生，开创了完全意义上的近代民族民主革命，推翻了统治中国几千年的君主专制制度，建立起共和政体，结束君主专制制度。辛亥革命传播了民主共和的理念，极大地推动了中华民族思想解放，以巨大的震撼力和影响力推动了中国社会变革。面对这场改变历史走向的大事件，人造自来血于同年 11 月 1 日在《申报》推出了一个整版的广告"专制与共和之过渡"，令人印象极为深刻。该广告图文并茂，图上描绘的是一艘帆船正在海上迎风破浪前行，帆船上坐着数人，正在高谈阔论，船帆上写着大字"人造自来血"（图 62）。图下配的文字是：

爱国男儿鉴者：

英雄能造时势，时势亦造英雄。今则时局日变，世事已急。正英雄用武之日，丈夫立志之秋也。如欲建非常之事业，尤许养成完全无缺之身体。欲从事于铁血，斯不可不服本药房之人造自来血。既服自来血，非但身体可以精健，智慧亦能增长。本药房之制人造自来血于今日而得饷军国民从事铁血之需矣。岂不快哉……

可见，这则广告的目的当然是要推销其产品，但是通过与当前最重要的事情结合，并且利用图文结合，巧妙地将人造自来血比喻为帮助度过专制与共和大海的帆船，将自己塑造成了爱国、追求共和的正面形象，同时也喻指凡是服用了人造自来血的顾客，就如同登上了帆船一样，都将能抵达共和的彼岸。有趣的是，在这幅广告中间，还附上"飞鸿落雁

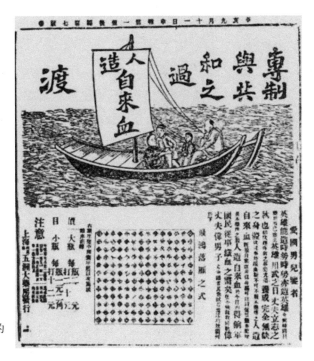

图62 "人造自来血"的爱国广告

之式"的文字，但如果按照正常角度是无法看懂的，必需按照其说明的"从中间寰字起，以次旋，按顺序而转"。这种设计当然也有其考虑在内，主要是为了提高读者的好奇心和参与意识，读者在好奇之心，会按照其方法去认真辨别文字内容。此外，图画中船上数人有男有女、有老有少，这其实也在按时人造自来血属于老少咸宜、男女都适合的产品……可见，这幅广告的设计是动了一番脑筋的，读者看到标题容易产生兴趣，看其广告也会兴味盎然，自然对其广告印象深刻，其宣传产品的效果自然会更好。

1912 年 10 月 9 日，罗威药房在《申报》上刊登了该报第一则以庆祝中华民国国庆为主题的广告。广告用大号字体的"共和万岁"作为标题，表达对国庆的祝福。然后说 10 月 10 日是"大中华民国脱离专制造成共和第一周年之大纪念日"，举国同庆，罗威药房也应当"共表同情"，其新发明的"强种补药"血素、脑素、肾素恰好与中华民国同日诞生，因此，特对上述强种补药实行"买一送一"的优惠活动。这些药品品质优良，不但"已蒙国外所赞证并给优奖"，而且武昌"起义首领黎副总统试验保证给予奖凭，称为国利民福之良剂"，完全可以放心购买、服用。

虎标永安堂在《申报》1928年8月6号的广告《关内外统一》，单看标题，以为是政论性文章。但是致力于"关内外统一"的北伐战争正接近尾声，国民革命军节节胜利，已经于当年6月8日进入北京。但是关外当时局势却仍不明朗，张作霖刚刚死于皇姑屯的爆炸，张学良接掌了东北，但日军虎视眈眈。因此北伐如何进行，东北局势如何牵动着国民敏感的神经，堪称是当时国内最大、最受人关注的事件。试看其广告词：

> 凡事必有真正之能力，始克奏伟大之功绩。例如吾革命军，苟非有折锐攻坚，歼灭强寇之真能力，何能完成统一之大功？今者，关内外已统一，而全国同胞皆得享受同等之待遇矣。例如我虎标万金油，苟非有统治内外，克除百病之真效力，何能致闽粤诸商南洋不远数千里，来沪作大批之贩运。今者价目已统一，而皆得享同等之待遇矣。且万金油之功效，因此划定定价而信用愈著矣。

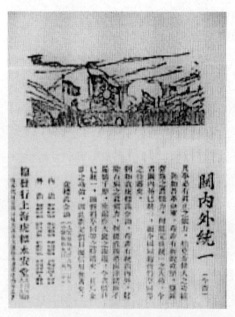

图63 虎标永安堂广告

看完这则广告，读者才会恍然大悟，原来"关内外统一"是双关语，既指代国内时局，"关内外已统一，而全国同胞皆得享受同等之待遇"；同时也指虎标永安堂将各区域万金油的销售价格进行统一，各地顾客都可以享受同等之待遇了。这样就将产品营销与时事巧妙地联系在一起，在同类广告中可谓手法巧妙了（图63）。

1928年底，北伐战争取得胜利，全国获得了形式上的统一。1929 年 3 月 6 日《新闻报》刊登大标题《吴佩孚之结果》，下方有小标题"身败名裂天地不容，抱野心者其鉴诸"，如果单看标题以为是评论时事的文章。但仔细阅读，才发现这又是一篇虎标永安堂的软文广告。该文开篇先从北洋军阀吴佩孚的所作所为谈起，接着笔锋一转：

> 其所以如此无耻者，盖以永安堂虎标名药之灵验。与夫虎标主人之热心公益，在在均足以制彼称霸商界之死命……而贪利杀人之罪，亦当为神人所不容，将来之结果，又安见其不与吴氏一样哉！

这则广告虽然题目是在谈论野心勃勃的军阀吴佩孚失败的教训，实际是一则打假广告，声讨假冒虎标永安堂者。当然，同时也实际上是为虎标永安堂药品的功效和品牌大做广告。文案标题抓人眼球，行文亦庄亦谐，一扫告白式的传统写法，饶有趣味，又易产生情感共鸣，手法高超，在当时的报刊广告中屡用不爽。

1931 年"九一八"事变爆发，全国上下要求抗日的呼声高涨。而蒋介石政府却开始大力推行"新生活运动"，提倡"不吸烟、不喝酒、剃光头"等卫生习惯，其用意在于转移民众视线，冲淡抗日气氛。大敌当前，不谈抗战，却大谈卫生，这让许多有报国之志的人大感愤懑。正在这一时期，虎标永安堂在上海、南京等地的报纸，如《申报》《金陵晚报》等面上推出了特大字号的万金油广告："提倡新生活必须揩油！"（按："揩油"在上海话的语境里就是占人家便宜，手脚不干净，甚至是指贪污受贿）这样的广告标题凡是看过的人都会立刻想到这是在嘲讽蒋介石，不由一惊，但是再看标题下面的小广告词："提倡新生活，为的是使大家精神焕发，身体健康，推进抗日救国大业。时时揩点万金油，大有好处。可提神醒脑，医治百病，调和阴阳，七孔通气，好处特多，万无一失。"看到此处，方才明白，原来此处的"揩油"是指万金油而言，当然，这只是字面上的意思，任谁都明白这是一语双关，是在暗暗讽刺，但又让政府有关部门无法抓到把柄，只能暗暗气恼而已。

1932 年 6 月 25 日一则生丹广告以《暴日杀人》为标题，并配有烈

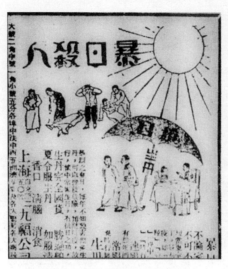

图64　生丹《暴日杀人》广告

日炎炎，照射众人的图片（图64）。显然，在当时日寇相继发动"九一八事变""一·二八事变"等的时代背景下，这是一则语带双关的广告。虽然广告词中并无提及日寇入侵之事，但是从"生丹抗日""暴日杀人"等词语中，都能感受到广告的真正含义在内。从广告所配图画来看，其太阳的图案、"日"字的变体图形，都无疑是意有所指，烈日下或倒地或半躺或抱头的众人情形，无不让人联想到受到日寇压迫的受难同胞。而在一把上书"抗日"两字的大伞下，人们则过着正常的生活。显然，此广告表面上是在介绍丹药，但实际上也是在隐喻面对暴日，只有抗日才有出路，才会有安定的生活！又如1937年1月《申报》上一则威廉士大药房红色补丸的广告，广告请出一位名叫何敦琚的上尉军官现身说法。广告语称："彼为中国战胜叛逆，韦廉士医生红色补丸为彼战胜病魔。"

类似的带有爱国情怀，与时事紧密结合的广告在当时数不胜数。有些广告哪怕只是简单的文字，但设计巧妙，依然会让读者不但不觉得突兀，还会感受到产品广告所透露出的浓浓爱国之情，如1933年初，《申报》上所刊登永安堂广告："国难救急中，我们需要的是民族英雄。天气严寒日，我们需要的是虎标良药。"当然，也有一些药物广告，设计粗糙，或者干脆只是属于"标题党"，只在标题中吸引注意力，广告词里则几乎很少谈及爱国主题，最多点到一下，实际上大谈特谈地还是自己的产品。如1933年7月8日《申报》上刊登一则广告，则以"欲抵制，莫好提倡自制之国产"为标题，但正文中只有第一句话与此有点关系："本堂痛金钱之外溢，思挽救于万一。自去夏发明灵宝救急丹……"又如1917年5月27日《申报》刊载的《爱国诸君大注意：良丹》，但是广告词中与爱国一点关系也没有，全部是"良丹"的功效。

# 二、国货运动与医药广告

近代的国货运动是以抵制洋货倾销、弘扬民族气节为旗帜，为推销国货，发展民族工商业为目的的一场社会运动。国货运动通常可以上溯至 1905 年爆发的抵制美货运动，陆续持续到 1949 年前夕，长达 40 余年。作为当时中国经济最繁荣的城市——上海，自然而然成了国货运动的中心，在历次的国货运动中都走在前列，不但成立了各种各样的国货团体、协会，还在 20 世纪 30 年代率先连续发起了"国货年"的活动，1933 年定为"国货年"，1934 年定为"妇女国货年"，1935 年定为"学生国货年"，影响深远，实现了持续宣传国货的效果。

医药市场是近代中国商业市场的重要组成部分，在国货运动中也是重要的一个"战场"。特别是面对日本侵略者的步步紧逼，医界团体也纷纷通令会员抵制日本医药。如上海国医公会通过了抵制日货冒充国药案，并通告各会员，永远勿与日人合作，停止一切关系及往来。上海医师公会则联合全国医师联合会、新药业公会等编制日药参考表，列出与日药成分完全相同或相近可以代用品，呼吁医师优先用国货产品，实无可用时，代之英美出品，决不用日出品。新药界也响应医师公会的号召，表示不用日药，倘处方中夹有日药，则改用代替品。可见，在这种国难当头的形势下，上海的医药从业者纷纷予以了积极的响应。

医药广告与"国货"运动相结合，等于将"爱国主义"这一象征意义嵌入其产品中，暗示消费者在进行消费选择时要转向追求商品的"爱国"品质。因此，在国货运动中，民族主义情感不断被药商拿来作为广告主题。特别是在国货运动早期，突出"抵制"主题的广告非常集中。如 1919 年 5 月 26 日，大陆药房在《申报》广告时，就以"抵制之上策"作为标题进行宣传，并将其所生产的牙粉命名为"国耻牙粉"，要让大家心中念念不忘国耻。同年 6 月 17 日，华泰西药房也刊登广告"爱国诸君，抵制日货。国产良药胃灵出现"，并宣称有"胃灵"注册商标：

本药房……百益愈风酒以及久咳保肺药早已驰名远迩。近来青岛失败，爱国同胞奔走呼号，抵制日货。惟查日本药品输入甚多，抵制或难罄尽。本药房有鉴于此，特先行配制良药一种，名曰胃灵，完全选用国产药料，精心研究配合而成，藉以抵制日本药品。今特平价发售，先行披露。尚祈爱国同胞购试之此……

这段广告里，既有"近来青岛失败，爱国同胞奔走呼号，抵制日货"的时事背景的交代，又有对自己所生产的替代药物的介绍，特别突出其"完全选用国产要料"的"爱国"特点

在运动的高峰时期，几乎所有的国产的和非国产的品牌几乎都被商家打上了国货烙印。在国货运动气氛的感染下，包括药物在内的各类商品都被披上了"爱国"的外衣，因此这一时期的医药广告具有很强的时代感。如上海五洲大药房便打出了"提倡国货，国民天职，杜塞漏卮，保存实力"的口号，呼吁国民以国货为抵制利器。又如1915年6月，为了"酬谢热心爱国购用人丹等国货诸君"，中华大药房推出了"特赠爱国金牌"的营销活动（图65）：

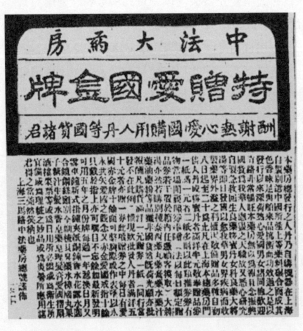

图65 中法大药房爱国金牌广告

凡在上海本总药房门售人丹或胜宝丹者满洋半元，敬奉赠品券一纸，满一元者二纸，多则以此类推。券券有物，当场开视。照券奉赠……每日有爱国赤金牌十余面，可系胸际，或作表坠，以永永共矢爱国直观年。又赤金爱国戒指十余只，戴于指上亦可触目不忘。余如最新发明可用五年之月份牌……

不能不说这是一场紧跟热点、极具吸引力的高明广告，顾客通过购买人丹等药物可以获得"爱国金牌""爱国戒指"，这些物品又会时时提醒不忘爱国。就这样，国货运动通过将爱国情绪转移到具体的衣食住行，顺理成章地将购买和使用国货的消费行为慢慢定义成一种高尚的爱国主义行为。"购买洋货，无异资敌以枪炮；爱用国货，定能置敌人于死地"。这种"敌我"二元对立的方式，诉诸民族情感，从而为国货的推广提供了最为坚实的情感支撑。

在国货运动进行中间，1928 年的时候，有记者曾经在报道中提出一个"打倒五分钟"的口号，意为国货运动不能成为一阵风式的运动，而应该长久、持续地坚持下去。这种观点在当时舆论界引发了强烈的共鸣。虎标永安堂在同年 6 月 13 日为虎标八卦丹在《申报》做广告的时候，就以《实行打倒五分钟》为标题，对"打倒五分钟"运动表示了强烈的支持，并且表示：要大家永久地用国货，要维持"永久"的精神，"永久"二字，便是打倒五分钟的真义。尤其要用胜过劣货的好国货。永安堂的虎标八卦丹就是胜过劣货，可以维持大家永久精神，可以实行打倒五分钟的急先锋。

在国货运动中，很多产品都以"国货""爱国"等作标题或者主题来作广告，满目尽是"国货"的情况下，读者难免会感到倦怠，因此，不少广告又动起了脑筋，想出各种办法来吸引注意力。比如 1934 年 2 月 19 日正德大药厂为康福多所作的广告《爱国同胞鉴》："提倡国货，国民天职。优良国货，更应提倡。康福多，为最优良之国产制剂，最灵效之滋补疗咳圣品。"（图 66）这则广告的亮点在于全幅广告的中间最显眼的位置刊登了中华国货维持会提倡康福多的原函刊登："药物一项，关系民众健康，为人生不可或缺之物。然多仰给舶来，金钱外溢甚巨。"因为中华国货维

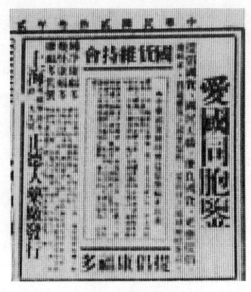

图66　康福多广告

持会在当时国货运动中扮演着重要角色，将其信函刊出，不啻对该产品的"国货属性"进行了权威认证。

作为国货运动副产品的国货广告，虽处于"国货运动"的边缘，但它用无声的呼喊，将"国货"这一概念在国人的心理层面进行沉淀、过滤，使之观念化、道德化。诸如"抵御西方资本主义对中国的经济侵略""实现国家富强、民族独立"的口号，通过国人日常接触的广告得以深入人心，以平民化的方式激发了国人的爱国主义情绪。这样一种情绪一旦与消费行为结合在一起，将对民众的消费选择产生重要影响。

同时国货运动也极大地促进了民族医药行业的发展，如五四运动后，国人纷纷抵制日货，提倡国货。当时上海的五洲、中英、中法、华英、太和等知名药房纷纷在报纸上发表不进日货的声明，有效地打开了国产成药的销路，促使一些资本雄厚的药房转产甚至建立药厂，像五洲药厂、中法药厂等都是在这一时期得以建立。

## 三、"人丹"与"仁丹"之争

在国货运动中，有一种国产的药物自问世起就以对抗日货的面貌出现，并且后来居上，树立了"国货"的形象，在与日本知名的"仁丹"竞争中后来居上，为民族药业出了一口恶气。这种药物就是上海中法大药房的龙虎牌人丹。

仁丹虽然产自日本，但事实上，其处方系受到我国台湾地区民众用药习惯的启发。在甲午战争后，日本占领了我国台湾。台湾地处亚热带，天气湿热，民众惯用月桃种子"砂仁"等制造清凉解暑药。一个叫森下博的日本军人从台湾当地居民那儿学到了这种制作方法，回日本后，加以改良加工，于1905年利用甘草、桂皮、茴香、生姜、丁香、益智、缩砂、木香、薄荷脑等制成了仁丹。仁丹发明后，在商业上大为成功，不但在日本畅销，而且很快打入中国市场，并居于垄断地位，攫取了大量利润。

仁丹极善于利用各种广告手法进行营销，甚至还借助中华民国的副总统黎元洪来进行宣传，由于仁丹公司曾赠送产品给黎元洪的军队，于是黎元洪题词"效验如神"相赠。仁丹公司便将该题词大幅刊登在广告上，大大提高了其知名度。一时之间，中华大地上，从报刊到街头，到处可以见到翘着小胡子的仁丹图案。即便是在"抵制日货"的风潮中，仁丹仍然盘踞在中国城乡，到处可见（图67）。

1909年，中法大药房的黄楚九得到一张"诸葛行军散"的古方，又同时参考他方，研制出新的方剂，主要成分为薄荷脑、儿茶、麝香、冰片、丁香、砂仁等，做成小粒药丸，取名为"人丹"，并设立龙虎公司（后改中华制药公司）制造和销售。

人丹从上市开始，就以仁丹为"假想敌"，特别是在宣传策略上更是

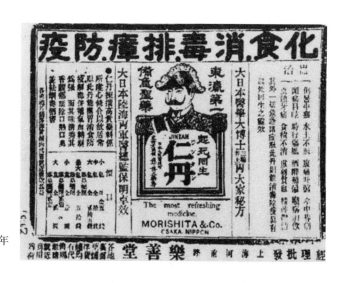

图67　仁丹1909年
在《申报》广告

如此，凡是贴着仁丹广告的地方，都贴上醒目的龙虎人丹广告，与其展开竞争。由于龙虎公司商标图是一头猛虎，而仁丹商标是一个穿制服、翘胡子的人物形象，人们形象地称这场广告大战为"虎吃人头"。

为了宣传龙虎人丹，龙虎公司想了很多高招：他不但在各种报刊上大做龙虎人丹广告，还在车站、码头和铁路沿线，凡是有仁丹广告的地方，都竖上一块"龙虎人丹"的广告牌；甚至还别出心裁雇用了一些人，编成四五个宣传队，轮流奔赴外地城镇，每到一处，就临时招来一批儿童，身穿白衣，头戴高帽，敲着洋铜鼓宣传人丹的效用。同时散发印有字样的传单。甚至，后来还编了一首朗朗上口的《人丹歌》："人丹人丹，救苦救难，不吃人丹，白死活该；吃了人丹，勿购棺材，人丹人丹，大慈大悲……米珠薪桂，生活困难，吃了人丹，省得烧饭。"

在人丹的宣传中，黄楚九处处突出其"完全国货"的属性，大力提倡人丹的国货形象。在《人丹之发源》文中，其介绍："自海禁开后，舶来诸品源源不绝，国货销行大有一落千丈之势，本公司鉴于利权外溢，漏卮日甚，不揣螳臂之当，亟谋挽救之策，于是有人丹之发行。"显然，从人丹的诞生就已经为自己预设了"爱国"的属性（图68）。龙虎人丹在报刊的广告上经常出现的广告词便是："提倡国货，国民天责；诸君爱国，请服中国人丹""中国国民请服中国人丹""中国国民请服中国人丹，家居旅行毋忘中国人丹"。在人丹的广告中，大都会出现"国货"的字样（图69）。有一则广告，设计更为巧妙，人丹广告上书"人丹"两个大字，细看发觉两字均是由许多小字的"国货"堆砌而成，表明人丹为我国完

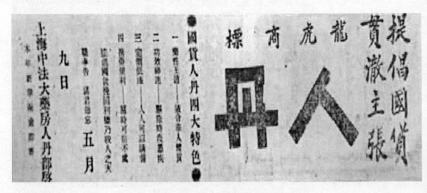

图68　人丹广告

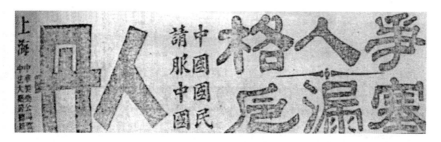

图69　国货人丹广告

全自行制造。

在当时国货运动正进行得火热的大背景下，加上龙虎人丹的广告策略确实非常奏效，其销售情况非常不错，在市场上迅速站稳了脚跟，对仁丹在中国的市场份额构成了直接的威胁。

仁丹公司眼看龙虎人丹对其威胁越来越大，便以自己先向北洋政府农商部注册，而"人丹"与"仁丹"文字近似，系冒牌"仁丹"，违反联合商标规定为理由，遂正式向法庭起诉，要求"人丹"勒令其停产。事实上，这并不是第一次仁丹起诉中国公司，1917年一家生产"中国芒丹"的中国公司就曾被北洋政府判决侵权。

黄楚九作为久经商场的老手，当然明白这场商标关系的个中利害。于是他认真对待，专门重金聘请著名大律师应诉，据理力争，指出"人丹"是药品名，其商标为"龙虎"，不存在冒牌问题。双方在法庭上各执一词的同时，还大打舆论战，龙虎公司在报刊上接连刊登《人丹之发源》《人丹之制造》等文章，强调龙虎人丹的爱国形象。由于时值五四运动爆发，"使用国货，抵制日货"的爱国运动在全国掀起了一轮新的热潮，形势对龙虎公司十分有利。经过多年的拖延，最终判"龙虎"牌人丹胜诉，"人丹"与"仁丹"两药各不相干，可以同时在市场上销售。

这场官司对于龙虎人丹而言，其实是坏事变好事。由于这场官司当时被社会各界所广泛关注，特别是通过在法庭上的轮番交锋，反而更好地树立了人丹与日货对抗的"国货"形象。由此"人丹"的名声逐渐扩大，销路节节上升，年销量迅速上升到1 000箱左右，并且走出国门，大量出口到南洋地区。此外，经过这件诉讼之后，龙虎公司更加意识到了商标的重要性。1923年5月，中国正式成立商标局之后，中华

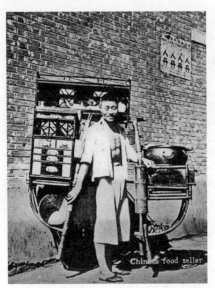

图70　民国时墙体上的人丹招贴广告

制药公司代表人深知商标在市场销售中的重要性，遂第一时间将"龙虎"及图申请商标注册，使人丹二字获得了商品名称的专用权，并随后将与人丹谐音的如"银丹""真人丹"等数种名称呈请农商部商标备案。

当然，人丹之所以能在与仁丹的竞争中，后发制人，抢占到较高的市场份额，是多方面因素综合作用的结果。但是其中打造国货形象，在广告宣传中处处突出"爱国"情怀的策略显然是非常重要的因素，而且也取得了预期的效果（图70）。

要之，通过国货运动，将爱国主义情怀裹挟进商品的推销中，这其中当然有功利性动机在内，其目的主要还是为了推动商品的售卖。但在当时国难当头的危急时刻，这种方式客观上有助于民族工商业发展。另一方面，普通受众虽然是在商家有意无意地引导下所进行的消费行为，反映出了对于中华民族的认同，从而也有利于凝聚民众的爱国热情。

# 乱象丛生

## ——近代的虚假医药广告

虚假医药广告不但是当前社会所关注的热点问题，即便是在近代，便已经凸显出其巨大的社会危害性。

众所周知，广告的飞速发展是商业经济发达的体现。但是作为一种工具，医药广告是一把双刃剑：一方面使医药产品通过媒介以致天下通晓；但另一方面，虚伪夸张，甚至造假的医药广告不但会误导消费者，使消费者遭受损失，甚至于贻误患者病情，造成巨大的身心伤害，同时还会扰乱社会的公序良俗，对社会造成很大的危害，影响极其恶劣。事实上近代的许多有识之士早已经对不良医药广告提出严厉批评，指出这是广告者自身的没落，不啻为是一种慢性的自杀政策。

# 一、近代医药广告乱象

随着近代工商业的日益发达，医药广告的重要性日益凸现，也得到了越来越多人的高度重视。近代上海的工商业者，不论中外，莫不以广告为商战之利器。然而，繁荣的背后隐藏着危机，近代上海的医药广告在飞速发展的同时，也面临着虚假广告带来的一系列问题：发达的广告市场同时意味着激烈的市场竞争，医药行业利润丰厚，但竞争激烈，由于直到民国初年才开始对医药广告开始进行管制，且管制不力，使得当时的医药广告混乱无序。长期缺乏有效的市场管制和行业自律，造成整个医药广告市场混乱不堪。特别是出于对商业利润的追求，部分医药卫生领域和广告传媒领域职业道德缺失，在广告经营中出现了不少见利忘义的不良现象，不少奸诈之徒多使用虚假夸大的手法吹嘘产品，误导欺骗消费者，社会人士深受其害，不但妨碍了正当的市场竞争秩序，还对社会生活、风气皆产生了一定的负面影响。

医药广告乱象横生，尤其以下列几点更为突出。

首先，医药广告泛滥。除了街头上遍布的医药广告路牌、传单、招贴等之外，报刊上医药广告也达到了泛滥的程度，令人触目惊心。作为近代最重要的传播方式——报纸，既是最主要的信息源，也是当时最主要的广告载体。在早期，报纸中的广告比例还不算高，但是随着经济的发展，随着商家广告意识的增强，广告所占的比例越来越大，到了 20 世纪 20～30 年代，广告所占比例超过 50% 乃至 60% 以上的情况十分普遍。而且广告的位置也优先于新闻，有的报纸每天篇幅有多少张，往往取决于当天的广告多少情况而定，所以当时有些报纸被讥讽为"广告报"，这其中不乏大报，如《新闻报》《申报》等都多少有这个现象存在。在各类广告中，医药广告素来以数量多而著称，随着广告比例的整体提升，就更水涨船高，显得触目皆是，达到了泛滥的程度。1936 年，时人就曾在《医学评论》发表文章《医药与报纸》，称："医药广告之多，为各种广告之冠，医药副刊之多，亦为各种副刊之首，甚至在一种报纸上，竟有医药副刊至八九种之多，实开世界之新纪录也。"医药广告的泛滥不仅体现在数量多，而且所占据的版面也非常大。早期的医药广告主要以文字说明的方式发布，而随着广告制作手法的发展，占据的版面也相应扩大，整版的医药广告已经是常态。广告过多不但破坏版面的美观，还会影响新闻的价值，当时有的大报广告泛滥，甚至会把新闻挤成一小块，或者一小条，还有的在版面中央刊登一块广告，而广告的四面则加上新闻，俗称"四面靠水"，这种广告一般价格很高，报社收益不少，但是却将报纸版面搞得支离破碎，毫无体面可言。

其次，虚假广告盛行。在广告宣传中采用夸大、比喻等手法，是一种很自然的现象，所以古代才会有"王婆卖瓜，自卖自夸"的俗语流传，作为现代商品促销方式之一种，广告本身也具有艺术夸张的倾向性。但是适当的夸张手法是一种艺术，过分夸大则适得其反，反倒降低了可信度，甚至沦为虚假广告。许多医药广告内都标榜"全球第一""最新研制""独一无二"等绝对性语言，令人难以置信。比如《新闻报》关于某戒烟产品的广告，宣称"抗毒除瘾，世界第一""照常吸烟，见烟自厌，三天见效，十天断瘾"，甚至还有"广告欺人，天诛地灭"这类耸人听闻的词句。又如第威德补肾丸宣称"五十年来全球各地服用第威德补肾丸之结果，证明其为独一无二之补肾剂"……这类夸张、绝对的广告用语往往会起到适得其反的效果。

医生的广告大多会介绍自己的医学背景，以此证明医术的可靠。一般而言，中医注重传统，喜欢强调自己"世代业医""某地宿儒""师承名门""祖传"的出身。西医常见的头衔多是"留学博士""名校毕业""医学教授"等。如果这些都没有，那么"卫生局注册""曾供职于某医院、善堂"等较为权威的行医经历也值得标榜。当然，只要信息真实，这样介绍无可厚非，完全是正当的广告行为。但真正的问题在于，许多这样刊登广告的从业人员可能是夸大或者完全虚构这些头衔和身份，这样说只不过是利用一般人对这些头衔的追捧或迷信，标榜自己身价的手段。当然，至于广告中提到的这些经历是否属实，其实根本无人查核，也无从查起。有些个人小诊所甚至打着医院的旗号招徕病人，方法很简单，就是在个人的诊所外面，挂上一个医院的市招，或称某某人医院。所以一时之间，马路上到处都能看到"医院"的字样，新闻报纸和广告栏里则遍布着"医院"的广告。

至于医药广告，药商往往为商利所趋，为竞争所迫，在广告宣传上多有夸大不实之词，此外还存在一些贩卖色情、故意制造耸人听闻的内容。药品广告说得天花乱坠，措辞大多是"祖传""秘方""灵药""圣手"等字眼，任何药都敢自诩为"灵丹妙药"，任何医生都敢自称"名医再世"，甚至还有以"求子福音，保证受孕"为名的广告……有些对医术或疗效的宣传更是夸大其词，吹得天花乱坠。什么"完全根治""决不复发"，什么"一针见效""手术如神"等字样满篇皆是。例如，《申报》1914 年 4 月 11 日第四张第十版上的"养生素"广告，宣称"服一星期应增之强力"，并配图说明，一个孱弱的人服用前只能提起三磅的重量，服用一星期之后不仅身体壮了一圈，还能轻松提起一百

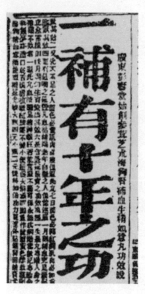

图71 1911年广告

磅的重量，将该保健品功效吹嘘得神乎其神。又如1911年"参茸芝术海狗肾补血生精如意丹"所作的广告词是"一补有十年之功"（图71）。还有近代医药广告中，戒烟类广告数量极多，虽然根本没有什么特效的戒烟药，但是几乎所有的戒烟广告中，都充溢着夸张的词语，如到了1936年，刊登的戒烟广告中，依然会出现《鸣谢戒烟圣手名医刘春溥先生》这样以"戒烟圣手"冠名的广告。这种过分夸大医术或药效的广告，对于消费者而言不啻是一种误导，甚至欺诈。可是，这样的现象在当时的医药广告中却长期存在着，人们似乎早已习以为常。

其次，医药广告格调低下。近代广告市场缺乏监管，虽然许多报刊对于内容都设有审核的程序，但实际上形同虚设，基本上只要支付广告费，登什么内容全由广告主决定。因此，泥沙俱下，其中有许多格调低下的媚俗广告。在医药广告领域，一个被世人时常诟病的现象便是性病、性药等广告泛滥，而且用词直白，甚至被时人视为海淫广告。特别是《申报》和《新闻报》二报的医药周刊，"其中所述者，满纸淋病、梅毒、生殖灵之类，此则关系社会善良风俗，为害尤不可言"。事实上，当时几乎所有的报纸上都充斥着各种花柳病、梅毒针、白浊丸、壮阳补品等广告，"破天荒的花柳圣药""梅毒完全保险"等广告标题或者内容低俗而又直白，而且往往用大图或者大号字体突出。在医药副刊大行其道的时候，许多报纸都推出了"淋病专号""性病专栏"之类的专刊，整版都是"包茎之害""淋病自疗速愈法"等内容。商家这样做当然是为了吸引眼球，但读者的观感却极差，引发了极为负面的评价。当时便有人指出，《申报》《新闻报》等上刊登的梅毒淋病广告之多，不但"贻害一般社会"，危害"社会善良风俗"，还会让外国人印象不佳："使外人见之，不将以我为梅毒、淋病之国乎？"又如《申报》1928年11月22日的《申报》所论：

上海地方，五洋杂处，良莠不齐，作奸犯科，巧于趋避。尤其是医药事业，原为造福人群之工具。然而，有为欺世骗财之徒，假借名义，虚构宣传，人民损失金钱之事尚小，摧残民族繁衍之害实大。诲淫药品及猥亵之广告宣传，足以伤风败俗。近查有不良之辈，或称专门，或名医院，或登报宣传，限包医男女生殖器及阳痿等病。托词医病，实则诲淫，无非引诱青年，服用壮阳药剂，名为为之保全生育，实□族其斩绝姻嗣。

从这段时人的议论中可以看到，医药广告的口碑在当时差到了何种地步！性病春药广告数量多，一方面说明有社会需求，近代城市中由于政府的管理无力，城市出现迅速而畸形发展的特点，社会恶习任意滋长，近代上海，生活风气淫靡，被视为是色情化的都市，娼妓业的兴盛就是一种体现。这样，淋病、花柳病的流行就不难理解。正因为有了相关的医药需求，所以鼓吹能治愈这种病的医药广告也就自然无处不在。但另一方面则是报社缺乏必要的社会责任心，在追求利润最大化的利益面前见利忘义，将办报宗旨和社会利益置之不顾，对于相关的内容审核宽松，甚至根本就不予审核所导致。

此外，格调低下还体现在广告的用语粗俗，时常会有市井用语出现。如1876年生生堂的一系列广告，1月25日其刊载"假药害人"广告，指出："本堂辞伙擅用本堂招牌纸包，用假药在外销售。"同样内容在1月31日用"无耻害人"标题登出。到了2月9日改为"谢洋三十元"。2月10日生生堂竟然用"假冒招牌，男盗女娼"作为广告标题。而到了5月6日则以"串卖假药，雷击火烧"为题。这一系列前后呼应广告，当然加深了读者的印象，从另一个侧面说明生生堂戒烟药的珍贵和有效，对宣传自己的产品起到了较好的作用。但是用语之粗俗，近似泼妇骂街的语言则显然不足取。受众看了不但不会对产品产生信赖，反而产生恶劣和不快之感。

再次，医药广告软文盛行。在医药广告内用美言宣传自己的广告，消费者完全可以理解，也可以接受，但是医药广告性质的软文盛行，则是一种更为隐蔽的广告，这种宣传手段更具迷惑性，因而更容易误导

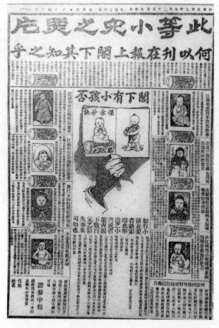

图72 婴孩自己药片广告

病人，某种程度上，其危害更大（图72）。这类软文有些是报社首肯，以新闻记者或者通信员所刊发的带有宣传倾向的新闻稿件，背离了新闻"真实性"的原则，实际是一种变相的广告。比如有的新闻稿中，对于某些名不见经传的医生却冠以"国手""名医"之类的称谓，或者对于某些药物的疗效进行夸张，甚至无中生有的介绍。其次，有的医师借助各种医药副刊或医学小报，打着医药知识宣传的幌子，宣传自己的诊所或推销药物。报刊中的"医学特刊""医学问答"等相关医药专栏，也被植入大量医药广告，变成了医药广告的"软文园地"。还有一类广告软文也危害不小，便是所谓名人效应，商家用尽各种手段，请社会名流或者达官显贵撰文或者撰信为自己美言，商家将这些文章或者信函公然刊登出来，借以宣传产品，抬高自己身价。更有一些无良商家，干脆自己杜撰名家之言，反正一般也无人予以核实。由于名人身份的感召力，许多消费者往往冲着名人的名头纷纷购买，结果大上其当。

医药广告乱象丛生，不但误导消费者，甚至延误病情，而且还扰乱了医药行业的从业环境，导致了劣币驱逐良币现象时有发生。许多刚入行的从业人员不得不为了扩展业务费尽心思，没有充足的时间去提高自己的医术，却花很多心思放在各种所谓"开业术"上。所谓开业术由来已久，有些是铮铮良言，经验之谈，但有些却剑走偏锋，属于旁门左道。如清末出版的《医界镜》中便谈及某刚开业的医生生意寥寥，为了打出名头，"他便花些本钱，买了一顶轿子，雇两个轿夫，每日吃过中饭，便叫轿夫抬轿子，不论东西南北城厢内外，总拣热闹地方抬去。轿子背后挂着两个大灯笼，贴着'虞山于多一医室'七个大红字。人家见他日日出轿，想必是个有本领的郎中"……如此便起到了宣传的效果。近代，在各类报刊、图书中，介绍医药行业"开业术"的文章颇为不少，但是其所介绍的种种方法不外乎名人介绍、广泛交际、夸大广告、投机著作，绝大部分技巧都着重在广告宣传上。

在近代医药广告领域，也涌现出诸多善于利用广告进行宣传的"广告达人"。如果只是在广告中夸大其词倒还罢了，但是医药界有些广告已经迹近欺诈，但是却依然能让产品公然销售，甚至还会拉来许多社会名流为其"助阵"。如晚清的孙镜湖就极善于此道，他所开发、销售的补药"燕窝糖精"就是这样一种产品。

孙镜湖虽然混迹上海药界，但其早期的生平事迹颇为含糊，有吴人、川人、皖人等多种说法。他曾经假冒同仁堂药铺之名卖药，《申报》上还刊登过"消费者"的谢函，如《赠药鸣谢》中云："京师同仁堂各药，素称灵妙。孙子镜湖今设同仁堂分铺于英大马路，兼售参枝，昨以参茸茶及药酒见贻，的真由京师贩来，拜登之下，敬志数语以申谢。高昌寒食生识。"后来假冒之事被同仁堂察觉，追究下来，孙镜湖还吃过官司，竞争对手广东詹诚德堂曾在1893年8月22日《申报》广告中公开点名道姓对孙镜湖进行抨击，并警告购药者不要上当：

呜呼！人心之险恶，莫如同德堂孙某者也。此人向在杨柳楼台对面开一小茶叶店，招牌叫味余斋，因生意清淡闭歇，无可谋生，假冒京都同仁堂招牌开在新署对门，被同仁堂托官提究。孙某大惧，乃改同德堂。今其招牌中有挖补痕也，开未半年，忽称百余年老店，种种说真方卖假药，实堪痛恨，非但于市面攸关，且伪药售出，害人不浅。

但在当时，类似的揭发和追究，对于孙镜湖并无多大杀伤力，他只需换个招牌而已。后来，他转而以"京都同德堂"之名，继续在上海从事医药行业，更加致力于开发做广告的花样。在《申报》上，1890年4月9日，孙镜湖的京都同德堂就已在《申报》上刊登过《秘方燕窝粉》的广告，同年6月2日又曾刊登《京都同德堂孙镜湖双日送诊敬送》的广告，该店设于英租界大马路西，挂有所谓"左文襄公匾额"，主要发售戒烟药等在内的一些"秘制"成药。

1896年，孙镜湖开发了一款叫"燕窝糖精"的新补药，虽然名字中含有"燕窝"字样，但事实上，该药的成分其实不含燕窝，主要由萝卜和冰糖等熬成。但孙镜湖着实是一个营销高手，他广告花样百出，除了假借顾客名义发布谢函、刊登来自外埠邮购者的购药金额，更通过各种渠道让诸多文人名流和达官显贵，为其撰写各式各样的称颂文字，强调"燕窝糖精"的滋补效力与包治百病的作用。比如《同文沪报》的主笔周病鸳、小说家吴趼人、《万国公报》主编林乐知、学界领袖俞樾等，都曾为其撰文呐喊。如俞樾曾撰文，说有个叫徐蔚卿的朋友送了他一盒燕窝糖精，"服之果获奇效"，如今他年逾八旬，还能在灯下写小楷，全赖此药神力云云。孙镜湖得到这些赞颂的文章后，如获至宝，还将这些文章精心装订成一本《燕窝糖精谱》，到处散发，并附送给购药者。为了从医学的角度增"燕窝糖精"的权威性，孙镜湖甚至还网罗了一些医生为燕窝糖精背书。如1898年1月3日，就在《申报》刊登了在当时医界有一定知名度的孟河良医巢崇山所撰的《题华兴公司燕窝糖精记》，从医理角度阐发燕窝糖精的滋补功能，为产品大唱赞歌……类似的文章在当时《申报》《新闻报》《中外日报》《采风报》《寓言报》《游戏报》《同文沪报》《华字日报》《苏报》《广报》等报刊上都频频出现。

经过这样的轰炸式的宣传推销，"燕窝糖精"在短期内迅速走红，吸引了许多不明就里的消费者纷纷购买。而孙镜湖自然也从中获利颇丰。"天下攘攘，皆为利来"，结果马上又有诸多的商家纷纷仿效孙镜湖，开发了诸多以燕窝命名的补品或药品，一时间，市面上燕窝糖精粉、燕窝糖精条、人参燕窝汁珍珠粉、燕窝珍珠牛髓粉之类的产品触目皆是。甚至于连西药房也在眼红之下，"开发"出了所谓的燕窝玉液（泰西括打药房）、人乳燕窝珍珠牛髓粉（新加坡卫生公司）等。

如此一来，孙镜湖和所谓"燕窝糖精"虚假宣传终于无法进行下去。孙镜湖又转而从事戒烟药的销售，他在1901年又创办了富强戒烟协会，借以发售戒烟丸，其营销模式和宣传燕窝糖精的方式如出一辙。但是其虚假名声已经是众人皆知，再也难以掀起大的风浪了。

事实上，近代像孙镜湖这样，以虚假医药广告欺骗消费者的人并不少，这一点中外皆然。在资本逐利本性的驱使下，孙镜湖所采纳过的诸多广告手法，诸如借用名人效应、广告轰炸等在他之前已经存在，在他之后也没有消失，即便是到了百年之后的今天，依然故我，而且花样更加翻新出奇。

## 二、近代医药广告的治理

医药关乎人们性命，近代虚假医药广告的猖獗与人民群众的生命健康有着直接的关系。而广告本身又具有社会文化的功能，这就要求医药广告在传递信息的同时，也需要承担相应的社会责任，要有相应的管理与规范。但是，古代对于广告只有道德性的制约，19 世纪中叶之后，近代广告开始飞速发展，但在很长的时间里，依然没有相关的规范，基本处于自律的状态。直到 20 世纪 20 年代开始，特别是随着广告公司的出现，相应的规范和制度才开始提上日程。从广告业、医药行业到政府管理部门，都进行过纠偏的努力，并为规范医药广告采取了一系列措施。

### 1. 相关法规

近代上海华洋杂处，但是在广告的管理规范方面，不论租界还是华界，都注意到了医药广告的问题，并制定了一些规范。

租界当局很早就意识到了虚假医药广告的危害，并曾考虑以提起公诉的方式进行惩治。如 1908 年 7 月 9 日，工部局总办 W. E. 莱韦森专门就"下流广告"致信巡捕房总巡：

> ……华人报纸的下流广告似乎再次日益增多，我认为昨天报纸上如

下的广告应予干预。我记不得有哪些报纸受到过警告，但是，凡是不停止刊登下流广告的应提起公诉。

《申报》：广东人彭寿堂，靠近洋泾浜的河南路段。

《新闻报》：大隆（Ta Lung）药店，靠近望平街顶头的福州路。

《中外捷报》：连云（Lien Yun）大药房，汉口路，在丹凤舞台（Tanfeng Theatre）背后……以下是从 6 月 28 日《神州日报》和其他报纸上挑选出来的刊登有江湖郎中医疗方法的广告摘录，为了说明这些广告性质，准备将广告全文译成英文……

（《上海近代广告业档案史料》）

从这封信函以及当时工部局其他相关信函来看，所提到的"下流广告"指的就是几家药店在报刊上所刊登的性药广告。事后，"有关方面都受到了警告"。但是类似的事情一再发生，1909 年《神州日报》又刊登了类似的药物广告，"并受到了警告"。在 1910 年《新闻报》代总裁福开森致信工部局的信中，他表示："本报社是十分渴望避免再登这类遭人反对的广告的……我已给营业部经理人和广告代理人下达了严厉的命令，拒绝一切这类广告。"而《申报》的回复则要强硬一些，明确表示"上述广告是按照一般的经营方针予以接受和刊登的"。这一方面表明租界当局对于这类药物广告的不满态度，但是另一方面也表明对于这类广告事实上也并没有明确的规定进行约束。直到 1934 年 6 月，才由医务理事会制定出一个简单的《医师广告条例》，其中对于医药广告的进行了一定程度的约束，比如"一切广告须送请医务委员会认可方得刊登""普通执业医师仅准表示精研一科""不赞成在广告中提及所从取得毕业文凭之大学名称"等。但这一《条例》在实际执行中效果并不佳，这主要是各国的法规对于违规广告的定性与处罚并不一致，《条例》实际上并无多少约束力可言。

华界方面，对于医药广告，特别是药物广告的管理在 20 世纪 20 年代开始逐步进行。据不完全统计，从 1912 到 1949 年，上海地方政府颁布的广告管理法规在二十条以上，其中一些与医药广告关系较大。如1929 年 4 月，上海市卫生局制订了《上海市取缔淫猥药物宣传品暂行规则》，1930 年 6 月，上海市政府发布了《上海特别市取缔报纸违禁广告规则》，对报纸广告刊载内容和违法处理结果做了限定，出台取缔报刊刊登违禁广告规则，其中"宣传药物言过其实迹近欺骗者"属于违禁广告情形之一，禁止刊登。并要求涉嫌刊登虚假广告者，须先送经社会局核准后，方得登载。1936 年 10 月 9 日，《上海市管理中西药新闻广告暂行规则》发布。1937 年 1 月，《上海市卫生局、新闻检查所合作取缔中西医药新闻广告办法》公布。1944 年，《上海特别市取缔医药广告暂行规则》颁布。1947 年 8 月，《上海市卫生局医药宣传品管理规则》正式颁布，将"花柳病症医药之说明文字，或标本模型者"纳入了禁登范围。花柳病医药广告、性病广告等有伤风化的广告一律不准在公共广告场或临时广告场内刊登，只能在厕所内张贴……这些规则对医药广告的发布，广告内容以及违法广告的种类和惩治处罚都做了规定，逐步确立了医药广告由卫生局、公用局、社会局等多个政府部门共同管理的管理模式。

这些医药广告管理法规的颁布，一定程度上遏制了违法广告的蔓延，维护了消费者合法权益。但是由于近代时局动荡，战乱频仍，上海又呈现出华洋杂处的复杂情况，因此，相关的管理法规在实践中并没有很好地执行下去。但客观而论，在当时而言，上海地区的相关管理法规不论是数量还是涉及面，在全国而言，都已经算是走在前列。至于其他地区相关广告法规的制订情况，就可想而知了。

## 2. 行业规范

作为民间团体，相关的行业组织当然并不具备法律上的强制力，但其仍在尽可能的范围内，力图塑造和维持行业内的职业规范，并督促和配合政府维持正常的市场秩序。他们不仅自我约束，还订立行业规约，通过集体的力量来进行约束管理，以挽救行业的信用和名誉，促进行业的健康发展。

先来看新闻行业组织的努力。1919 年 4 月 15 日"全国报界联合会"在上海成立，在 1920 年 5 月第二次会议中通过了《劝告禁载有恶影响与社会之广告案》，呼吁各报一律禁载各种不良广告。这一举措虽不能完全杜绝报纸广告中的种种弊端，但还是及时对一些不良广告进行了有效约束和纠正，净化了当时的报纸广告市场。1920 年 5 月 5 日报界联合会通过《劝告勿登有恶影响于社会之广告与新闻案》，其中第十三项"劝告勿登有恶影响之广告与新闻案"中特别指出：

广告固为报社营业收入之一种，然报纸之天职在改良社会，如广告有恶影响社会者，则与创办报社之本旨已背道而驰。如奖券为变相之彩票，究其弊，可以凋敝民生而促其生计，且引起社会投机之危险思想。又如春药及诲淫之书，皆足以伤风败俗，惑乱青年。此种广告，皆与社会生极大之恶影响，而报纸登载，恬不为怪，虽曰营业，无乃玷污主持舆论之价值乎？且贪有限之广告，而这种社会无量之毒，抑亦可以休矣。报界联合会为全国报界之中枢，有纠正改良之责，宜令在会各报一律禁载上述之广告。其类此者，亦宜付诸公决，禁止登载。牺牲广告费之事小，而影响于社会大也。

虽然这段言论并非专门针对医药广告乱象而发，但是其中明确提到了"春药"广告，这正是医药广告乱象的重要体现。随着社会上对于医药广告的意见越来越大，经由行业协会开始出台针对性的措施。如上海日报公会于 1930 年 9 月公决逐步拒绝登淫猥药物广告，其具体办理步骤如下：

关于医药广告事，兹经敝会各会员报馆开会决定逐步办理，目前先分两类：

第一类即行拒绝刊登者：一、壮阳种子药品；一、通经停孕药品；一、避孕药品器物；一、返老还童药品；一、预防花柳药品器物；一、直接间接宣传教授关于生殖器病之智识者。

第二类即行修改其广告之文字者：一、白浊药；一、梅毒药；一、白带药；一、遗精药；一、戒烟药；一、花柳及戒烟医生；一、其他花柳药品……

此外，一些大的民营报纸已认识到广告信用对于树立报纸品牌形象的重要性，并采取了相关措施。如《申报》就设立了广告审核部门，防止虚假广告坑害读者。又如邹韬奋所主持的《生活》周刊，对广告管理非常严格，"略有迹近妨碍道德的广告不登，略有迹近招摇的广告不登，花柳病药的广告不登，迹近滑头医生的广告不登，有国货代用品的外国货广告不登"。《生活》周刊不仅对广告内容进行严格审查，不赚不义之财，而且在广告版面的安排上始终坚持小广告，反对大广告，且划定广告版位，不至于因广告而割裂整个版面的内容。但是，像《生活》周刊这样能够自律的媒体毕竟是少数，单纯依靠自律显然是不够的。

广告行业起步较晚，但也有自己的行业组织，如1919年在上海成立"中国广告公会"，1927年上海成立"中华广告公会"（后改名为"上海市广告业同业公会"），并颁布过《上海市广告商业同业公会章程》，但是章程主要是行业内部的竞争过程中的常见问题做详细的处理规定，而对于广告内容和形式上的弊端尚涉足不多。

医药行业组织对于医药广告的规范进行了诸多的尝试与努力。一方面，为了从根本上遏制杂医伪药的广告，医药团体不断督促和配合政府能够制定相应的医药广告的管理政策。如上海医师公会多次与上海卫生局、公共租界及法租界商议，出台相关管理医药广告的规则，在工部局卫生委员会议召开的时候，医师公会还派人出席等。又如上海新药业公会在1935年7月24日召开会员大会，围绕卫生局下发的《取缔淫秽猥亵及有碍善良风化之医药广告》进行讨论，认为"与该会会章之规定相合"，经全体讨论，"表示赞助，望公告同业，将仰体长官意旨，一致遵守；希有则改之，无则加勉"。

另一方面，为了遏制虚假夸大广告的泛滥，医药团体纷纷出台相关的章程，用以约束本团体会员的行为，如上海市医师公会特别制订出《上海市医师公会信条》；上海市国医公会也在广泛征集会员意见后公布出《国医公约》作为中医执业规范，希望此公约能成为医界的规约，无论是否加入国医公会，都须一律遵守。值得注意的是，在《上海市医师公会信条》和《国医公约》中，都明确提出"不为夸大广告，不营非义之财"，可见，对于当时医药广告乱象所带来的混乱，不论中西医都感同身受。对于违反相关规定的会员，医药团体也有相应的惩治措施，如上海医师公会对该会会员的所刊登的广告进行审查，对于违规会员进行劝阻，如顾宗文、沈奎伯、朱橄良、唐斐礼、黄益寿（登夸大广告）、蒋绍宋（橱窗广告）、沈孟养（墙壁广告）、王完白（无线电广告）等都因此受到告诫；对于会员中主编变相广告医刊，也会劝告其慎重发表……甚至于有的会员因刊登夸大广告，情节恶劣而被医师公会开除，当该会员认错并表示以后决不登载夸大广告，要求恢复会籍时，仍被公会拒绝。由此可见医师公会对会员中发布虚假、不实广告进行整顿的决心与魄力。

当然，除了行业组织内部在努力制定措施，约束会员发布广告的规范性之外，相关的行业之间在如何规范医药广告的事宜上也有不少的交流，以期能够形成合力，取得更好的效果。比如上海医师公会就曾致信给当时上海的无线电管理机关，要求取缔各播音台介绍药品、弘扬医术等变相的广告；上海医师公会还曾派员与有的报馆交涉，要求停止刊登用报馆的口气所进行的夸大地医药广告宣传，如花柳病特刊等。

事实上，面对近代上海的医药广告乱象，不论是租界当局，还是地方政府，不论新闻报馆，还是医药团体，都有遏制、纠偏、规划的动力，也都在力所能及的范围内制定、采取了一些措施。这些措施对当时广告业的发展起到了积极作用，同时，它也为之后的广告管理积累了经验，提供了有益的借鉴。但是客观来看，当时对于医药广告乱象的治理效果并不令人满意，医药广告不但依然泛滥成灾，而且虚假广告屡禁不绝。这或许是多种因素综合作用的结果。

首先，从大的时代背景来看，近代的中国内外交困，时局动荡、战乱频仍，政治和经济环境极端复杂多变。在这种情况下，自然无法为按部就班制定医药广告法规提供稳定的保障。

其次，广告行业在当时而言是新兴行业，在国民经济中所占的比重很小，因而受重视程度渊源无法与农林矿业、银行金融等关乎国家经济命脉的行业相提并论。这直接导致了行业立法落后于行业发展，特别是本应该由国家层面制定的行业大法长期没有出台。

再次，医药行业监管力度薄弱。从整个近代的发展来看，都没有建立起严格的医师资格认证机制及登记制度，这使得大量的杂医、伪药丛生期间，严重扰乱了行业秩序。而医药行业组织和团体的影响力毕竟有限，尽管也不时制定相关的规章，但是这些只能用以约束自己的会员，对于其他人员实际上是毫无办法的。

要之，作为商业经济的产物，广告本身带有极强的资本逐利性，加之医药行业利润又相当丰厚，这为虚假医药广告的不断出现提供了温床，要想杜绝虚假医药广告绝非一蹴而就。事实上，即便是 21 世纪的今天，虽然已经出台了诸多的相关法律法规，但是当前的医药广告领域同样存在诸多乱象，各类虚假违法的医药广告依然难以彻底杜绝。因此，医药广告在追求经济利益的同时，如何能够实现消费者利益、社会利益的统一，传递正确的、健康的价值取向，值得我们深思。

乱象丛生

# 参考文献

［1］ 申报［N］1872—1949.

［2］ 方汉奇.中国新闻事业通史：第一卷［M］.北京：中国人民大学出版社，1992.

［3］ 益斌.老上海广告［M］.上海：上海画报出版社，1995.

［4］ 邓铁涛，程之范.中国医学通史：近代［M］.北京：人民卫生出版社，2000.

［5］ 林升栋.中国近现代经典广告创意评析：《申报》七十七年［M］.南京：东南大学出版社，2005.

［6］ 王儒年.欲望的想象：1920—1930年代《申报》广告的文化史研究［M］.上海：上海人民出版社，2007.

［7］ 唐廷猷.中国药业史［M］.中国医药科技出版社，2007.

［8］ 陈存仁.银元时代生活史［M］.桂林：广西师范大学出版社，2007.

［9］ 尹倩.民国时期的医师群体研究（1912—1937）——以上海为中心［D］.武汉：华中师范大学，2008.

［10］ 夏茵茵.中国近代广告管理评析及启示［J］.山东大学学报，2009（3）：52～56.

［11］ 龙伟.民国广告的自律与他律：以医药广告为中心的观察（1927—1949）［J］.新闻与传播研究，2010（10）：73～81.

［12］ 林升栋.20世纪上半叶：品牌在中国［M］.厦门：厦门大学出版社，2011.

［13］ 杨朕宇.新闻报广告与近代上海休闲生活［M］.上海：复旦大学出版社，2011.

［14］ 张仲民.补脑的政治学：艾罗补脑汁与晚清消费文化的建构［J］.学术月刊，2011（9）：145～154.

［15］ 上海市档案馆.上海近代广告业档案史料［M］.上海：上海辞书出版社，2012.

［16］ 范雅君.滋补与健康：《申报》补药广告的社会文化史研究（1873—1945）［D］.南京：南京大学，2012.

［17］ 杜艳艳.中国近代广告史研究［M］.厦门：厦门大学出版社，2013.

［18］ 罗婉娴.民国时期医药广告的宣传特色——以《良友画报》（1926—1945年）的医药广告作研究个案［J］.中国社会历史评论，2013（14）：146～169.

［19］ 张文勇，童瑶，俞宝英.上海中医药文化史［M］.上海：上海科学技术出版社，2014.

［20］ 戈公振.中国报学史［M］.上海：上海古籍出版社，2014.

［21］ 由国庆.民国广告与民国名人［M］.济南：山东画报出版社，2014.

［22］ 马光仁.上海新闻史（1850—1949）［M］.上海：复旦大学出版社，2014.

［23］ 李兰.近代中医期刊广告研究［D］.济南：山东中医药大学，2015.

［24］ 郭文良.从《申报》广告探究清末中医制药业的不足［J］.中医药文化，2015（3）：43～47.

［26］ 张仲民.近代中国"东亚病夫"形象的商业建构与再现政治——以医药广告为中心［J］.史林，2015（4）：107～118.

［25］ 张仲民.近代上海的名人医药广告——以文人谀药为中心［J］.学术月刊，2015（7）：153～162.